AF501283

DU DIAGNOSTIC

ET

DE L'INTERVENTION CHIRURGICALE

DANS LES DÉCHIRURES DU REIN

PAR

Le Dr Gérard MARCHANT
Chirurgien des hôpitaux

ET

Arthur ALDIBERT
Interne des hôpitaux.

PARIS
LECROSNIER & BABÉ, Éditeurs
PLACE DE L'ÉCOLE DE MÉDECINE

1889

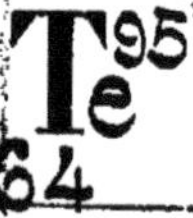

DU DIAGNOSTIC

ET

DE L'INTERVENTION CHIRURGICALE

DANS LES DÉCHIRURES DU REIN

PARIS. — IMP. V. GOUPY ET JOURDAN, RUE DE RENNES, 71

DU DIAGNOSTIC

ET

DE L'INTERVENTION CHIRURGICALE

DANS LES DÉCHIRURES DU REIN

PAR

Le Dr Gérard MARCHANT
Chirurgien des hôpitaux

ET

Arthur ALDIBERT
Interne des hôpitaux.

PARIS
LECROSNIER & BABÉ, Éditeurs
PLACE DE L'ÉCOLE DE MÉDECINE

1889

DU DIAGNOSTIC

ET

DE L'INTERVENTION CHIRURGICALE

DANS LES DÉCHIRURES DU REIN

Plusieurs travaux ont été publiés sur la contusion des reins, parmi lesquels nous citerons ceux de Ravel (1), de Bloch (2), de Gargam (3) et de Poireault (4) ; tout récemment encore et pendant que nous écrivions ces quelques lignes, Tuffier (5) faisait paraître sur le même sujet un excellent mémoire ; mais, malgré toutes ces publications, il nous semble qu'on a laissé un peu dans l'ombre la question du diagnostic et de l'intervention chirurgicale, déjà esquissée par Simon (6), Le Dentu (7) et Maunoury (8). A propos d'un malade atteint de cette affection traumatique et observé à Bicêtre en juin 1887,

(1) Ravel. — Thèse Paris, 1870.
(2) Bloch. — Thèse Paris, 1873.
(3) Gargam. — Thèse Paris, 1881.
(4) Poireault. — Thèse Paris 1882.
(5) Tuffier. — *Archiv. gén. médecine*, nov.-déc. 1888.
(6) Simon. — *Chirurgie der Neiren*, in *Rev. des Sc. Médic.* 1877.
(7) Le Dentu. — *Technique de la néphrectomie. Rev. chirurgic.* 1886.
(8) Maunoury. — Congrès de chirurgie de Paris, avril 1885.

nous avons eu à discuter quelle devait être la conduite du chirurgien en face d'un cas de ce genre. Doit-on toujours s'abstenir? Faut-il, au contraire, intervenir et dans quelles conditions se posent les indications de l'intervention? C'est ce que nous allons étudier en nous appuyant sur la lecture de 90 observations recueillies dans les auteurs ci-dessus mentionnés ou dans la littérature étrangère.

La discussion de toute intervention chirurgicale suppose la connaissance aussi exacte que possible de plusieurs éléments: d'une part du genre de l'affection, de son siège précis et de l'étendue de la lésion; d'autre part de l'existence des complications contemporaines ou consécutives à l'affection, et de l'état général du sujet; en somme, cette discussion suppose un diagnostic complet. Nous allons donc essayer d'établir ce diagnostic en nous basant sur les données étiologiques, anatomo-pathologiques et symptomatiques; mais, ne voulant pas refaire une étude de la contusion rénale, si bien présentée par Tuffier, nous ne prendrons dans ces divers chapitres que ce qui a une importance directe au point de vue diagnostique ou thérapeutique.

Disons aussi tout de suite que la contusion du rein présente deux périodes bien nettes : la première (période hémorrhagique) est caractérisée par l'épanchement sanguin rénal et périrénal, et par les symptômes occasionnés soit par cette hémorrhagie, soit par la suppression brusque de la fonction de cet organe. Si le malade ne succombe pas, il se rétablit rapidement ; mais cette guérison n'est souvent qu'apparente, et après une phase de calme plus ou moins longue, on peut voir se développer une pyélo-néphrite, une néphrite ou une périnéphrite. C'est là, la seconde période ou période suppurative de la contusion du rein, bien établie par Brodeur (1). Ici le diagnostic est facile et l'intervention

(1) Brodeur. — Thèse Paris, 1886.

peu discutée. Nous ne nous y arrêterons pas et nous aurons surtout en vue la première période.

Etiologie.

Ce sont toujours des traumatismes directs (dont Tuffier a indiqué le mécanisme), évidents et le plus souvent violents qui provoquent des déchirures rénales. Nous disons le plus souvent violents, car en général, on a affaire à des écrasements dans des éboulements, à des passages de roues de voiture, etc..., mais il est un fait qui doit être mis en évidence, c'est qu'il n'y a point de rapport absolu entre les lésions et l'intensité du traumatisme. Reeves (1), dans un cas de simple chute de sur un chariot, trouve le rein en bouillie avec une rupture de l'artère rénale ; Barth (2) rencontre une déchirure complète du rein chez une femme qui tombe de sa hauteur, sur l'arête d'un trottoir ; Simon (3) observe la même lésion chez un homme qui se laisse choir au fond d'un trou d'une hauteur de 1 mètre ; Rouppe (4) signale une déchirure de l'artère rénale chez un rameur qui se laisse tomber sur le bord de son bateau. Ces quelques exemples, pris entre tant d'autres, démontrent, qu'au point de vue du diagnostic, il importe de s'informer non seulement de la violence du traumatisme, mais encore et surtout du point précis où a porté le choc, et de la nature du corps contondant. Nous rappellerons enfin qu'il n'existe pas non plus de rapport entre l'étendue des lésions superficielles et celle des lésions profondes, et qu'on ne pourra trouver de ce côté aucun élément diagnostique important.

---

(1) Reeves. — *The Lancet*, oct. 1884.

(2) Barth. —
(3) Simon. —
(4) Rouppe.— } Nous ne donnerons les indications bibliographiques que des observations qui ne se trouvent pas dans les thèses mentionnées.

Anatomie pathologique.

L'étude anatomique de ces lésions profondes va, au contraire, nous donner de précieux renseignements sur la variabilité de la physionomie clinique, de l'évolution et de la gravité de la contusion du rein. Le traumatisme rénal peut intéresser trois éléments différents : le parenchyme, les vaisseaux ou le conduit excréteur (bassinet et uretère), et il peut les intéresser tous simultanément ou un seul des trois à l'exclusion des deux autres. En ce qui concerne le rein lui-même, nous trouvons dans les observations la description de déchirures incomplètes ou complètes. Les premières sont de deux ordres : dans un premier cas, la lésion intéresse la capsule fibreuse et une portion de la substance rénale, mais les calices et le bassinet sont intacts, *c'est une déchirure externe* ; dans le second cas, la rupture porte sur le bassinet et le parenchyme, mais laisse intacte la capsule fibreuse : *c'est une déchirure interne ou sous-capsulaire*. Que se passe-t-il dans le premier cas ? L'hémorrhagie qui se produit est relativement minime, car elle n'a comme source que les capillaires ou troncules qui irriguent la substance corticale ou la partie périphérique de la substance médullaire ; de plus, elle se fait dans le tissu cellulaire périnéphrétique et ne peut, vu l'intégrité du bassinet, passer dans les voies inférieures d'excrétion. Par conséquent, dans cette variété de contusion rénale, il n'y aura pas d'hématurie, et l'épanchement sanguin périrénal étant toujours limité, pas de tumeur ; de plus, ce sera la variété la moins grave, car les malades échapperont aux dangers de l'hémorrhagie ; et, en effet, dans les trois cas où elle a été constatée anatoniquement (ceux de Moutard-Martin, de Maunoury, de Rayer) les blessés ont succombé par le fait d'autres lésions.

Dans les déchirures incomplètes internes ou sous-capsulaires, l'hémorrhagie sera constante et parfois abondante, car elle pourra avoir pour source des vaisseaux volumineux; mais l'intégrité de la capsule limitera l'épanchement sanguin, empêchera son extravasation dans le tissu cellulaire ambiant et on ne trouvera pas de tumeur. Ces cas sont plus graves que les précédents, soit par le fait de l'hémorrhagie (mortelle dans le cas de Spence) (1), soit par la possibilité d'une pyélo-néphrite ascendante consécutive à l'altération putride des caillots vésicaux.

Dans les *déchirures complètes* qui portent à la fois sur le bassinet, le parenchyme et la capsule fibreuse, nous trouverons associés les signes des deux variétés précédentes : l'hémorrhagie sera abondante, puisqu'elle pourra porter sur de gros troncs vasculaires; elle se traduira par une hématurie plus ou moins persistante et un épanchement sanguin périrénal considérable, d'où la formation *d'une tumeur*. Ces cas seront aussi les plus sérieux, la gravité provenant de l'intensité de l'hémorrhagie et de la fréquence des suppurations secondaires.

Telles sont les particularités que présente la contusion rénale lorsque le traumatisme intéresse seulement le parenchyme ; mais nous avons à dire quelques mots de celles qui résultent *de la rupture concomitante de l'uretère ou des vaisseaux du hile*, car elles peuvent en aggraver ou en modifier les symptômes. La première est rare, et nous n'en avons trouvé qu'une observation, celle de Poland (2), dans laquelle ce conduit excréteur était complètement séparé du bassinet : il s'agissait d'une rupture complète du rein, qui, malgré un épanchement sanguin considérable dans le bassinet, ne se traduisit par aucune hématurie, grâce justement à la solution de continuité trouvée sur le conduit d'excrétion.

---

(1) Spence. — *Med. Times et Gaz. London*, 1885.
(2) Poland. — *Guy's Hosp. Report*, 1868.

Les lésions vasculaires sont plus importantes ; elles ne paraissent exister seules, qu'exceptionnellement (1), et portent le plus souvent sur les principales divisions de l'artère rénale, beaucoup plus rarement sur celles de la veine. Elles donnent lieu à des hématuries toujours abondantes, présentant souvent le caractère des hématuries à répétition, en même temps qu'il se forme une collection sanguine volumineuse rétro-péritonéale. Il est inutile d'insister sur la gravité de ces lésions puisque sur 7 observations (Reeves, Pollock (2), Eales (3), Danyau, Hilton (4), Rouppe, Mounier), il y a eu 4 morts par le seul fait de l'hémorrhagie, et 1 par septicémie vésicale, due à une altération putride des caillots dans la vessie.

Nous n'insisterons pas sur la migration de l'épanchement sanguin soit dans les voies urinaires, soit dans le tissu cellulaire périrénal. Nous dirons seulement que, dans le premier cas, le sang peut se coaguler dans l'uretère, suspendre ainsi l'hématurie et donner lieu à une hémato-néphrose, si l'hémorrhagie continue ; arrivé dans la vessie, il y forme des caillots qui peuvent provoquer une rétention d'urine, et qui, sous l'influence d'un cathétérisme septique deviennent la source d'accidents de septicémie vésicale avec retentissement secondaire sur le rein, qui emportent trop souvent les blessés. Quant à la migration sous-péritonéale de l'épanchement sanguin, on sait que grâce à la continuité du

(1) Rouppe rapporte un cas de déchirure d'une branche de l'artère rénale après sa pénétration dans l'organe, et s'accompagnant d'un épanchement sanguin périnéphrétique considérable, sans blessure apparente de la substance même du rein. — Dans l'observation de Mounier il s'agit encore d'une rupture d'une branche artérielle, sans lésion du rein, qui ne donna lieu à une hématurie que le 7e jour, lorsque l'inflammation eut produit une déchirure du calice (c'est au moins l'explication que donne Mounier).

(2) Pollock. — *The Lancet*, 1862.

(3) Eales. — *The Lancet*, 1886.

(4) Hilton. — *Guy's Hosp. Rep.*, 1868.

tissu cellulaire périrénal avec celui de la fosse iliaque et du petit bassin, on peut voir le sang arriver dans le canal inguinal et jusque dans les bourses (cas de Letulle) et au niveau du cul-de-sac recto-vésical ; il peut former, en ce point, une tumeur plus ou moins développée, qui, dans un cas (Dumesnil) a pu, grâce à sa forme et à son volume, être prise pour la vessie distendue par des caillots sanguins : si la collection sanguine vient à suppurer, on peut trouver du pus dans tous ces points et même dans la fesse, comme dans un cas rapporté par Weir (1).

L'hémorrhagie produite, comment peut-elle s'arrêter ? Est-ce par la coagulation successive du sang extravasé et par la pression que cet épanchement effectue sur l'orifice béant du vaisseau et sur les gros troncs eux-mêmes (ce qui diminue l'afflux sanguin) ? Est-ce grâce à une oblitération du bassinet ou de l'uretère par un caillot ? Ces deux mécanismes peuvent certainement intervenir pour assurer l'hémostase primitive, mais nous devons en faire remarquer la fragilité ; rien n'est plus fréquent, en effet, que d'observer, à la suite d'efforts ou de mouvements brusques, des hémorrhagies secondaires plus ou moins répétées, toujours graves et parfois mortelles. Chez notre malade de Bicêtre, nous avons observé un autre mode d'hémostase : l'artère rénale présentait un caillot qui s'étendait de l'aorte aux branches de second ordre et la veine offrait elle-même un thrombus au niveau de sa bifurcation ; ces caillots s'étaient produits certainement bien avant la mort, ce qui explique l'hématurie relativement minime que présenta ce blessé. Dans toutes les observations que nous avons lues, nous avons en vain cherché des faits analogues. Seul, Lucas-Clément (2) indique cette thrombose des vaisseaux comme mécanisme possible d'hémostase en

---

(1) Weir. — *New-York Med. J.*, 1887.
(2) Lucas-Clément. — *The Lancet*, 1884.

s'appuyant sur deux observations de Poland (1) et de Moxon (2). Mais ces deux cas sont fort peu concluants ; en effet, dans le cas de Poland, c'est le rein droit qui est déchiré et c'est le rein gauche qui a ses vaisseaux thrombosés ; dans celui de Moxon, c'est une fracture des vertèbres lombaires, sans déchirure du rein, qui s'accompagne d'une thrombose des vaisseaux rénaux de chaque côté. Ce mode d'hémostase ne paraît donc pas fréquent, car nous rejetons les deux faits qui précèdent ; mais, nous avons tenu à le signaler, puisqu'il a le précieux avantage de mettre le malade absolument à l'abri des hémorrhagies secondaires souvent si graves.

Un autre fait qui nous a frappés et qui mérite une mention spéciale, c'est la *rareté extrême de l'infiltration d'urine*, aussi bien dans les déchirures incomplètes que dans les déchirures complètes. Nous ne l'avons trouvée signalée dans aucune observation, si bien que l'on peut être amené à admettre son absence constante et à supposer que le rein contus ne fonctionne plus. Ce ne sont pas là cependant les conclusions des recherches de Tuffier (3), qui, dans ses expériences, a vu la sécrétion urinaire persister même lorsqu'on a enlevé une grande partie de l'organe. Tuffier, il est vrai, nous donne les résultats de traumatismes opératoires qui peuvent ne pas toujours être comparés aux traumatismes accidentels. De plus, si le rein contus continuait à fonctionner, on devrait trouver, dans les observations, la constatation d'une infiltration d'urine. Nous voyons encore que, dans les cas de Simon et de Curling (4), par le fait d'une absence congénitale d'un rein et de la contusion de l'autre, il y eut suppression complète des urines ; que, dans les cas où les deux reins sont frappés, il y a aussi de l'anurie : il en est de

(1) Poland. — *Loc. cit.*
(2) Moxon. — *Guy's Hop. Report*, 1868.
(3) Tuffier. — *Soc. anatomique*, 1888.
(4) Curling. — *British Med. J.*, 1869.

même dans l'observation de Poland, où, avec une déchirure du rein droit, il y avait une thrombose des vaisseaux rénaux gauches. Cette suppression fonctionnelle permettrait encore de se rendre compte du symptôme sur lequel Verneuil a tant insisté, l'oligurie, qui apparaît le premier ou le second jour ; la quantité d'urine excrétée répond à la moitié ou au tiers de la quantité normale, c'est-à-dire à ce que doit filtrer un seul rein. Nous croyons donc que le rein contus cesse de fonctionner ou n'excrète qu'une quantité d'urine si faible qu'elle est absolument négligeable ; et que l'infiltration urineuse ne se produit que dans les cas de déchirures isolées du bassinet ou de l'uretère.

Quant aux lésions concomitantes, elles sont très fréquentes et l'importance de leur diagnostic considérable, au point de vue de l'intervention chirurgicale. Nous y reviendrons, et pour le moment nous nous contentons de présenter le tableau suivant qui peut donner une idée de la nature, de la fréquence et de la gravité de ces lésions :

Dans 13 cas il n'y avait qu'*une* lésion concomitante, savoir :

Fractures de côtes dans	6 cas.
Contusion du poumon dans	1 cas.
Déchirure du foie dans.	2 cas.
Déchirure de la rate dans	2 cas.
Fracture du crâne dans	1 cas.
Rupture du muscle droit ant. dans	1 cas.

Dans 6 cas il y avait *deux* lésions concomitantes, savoir :

Fractures de côtes et des vertèbres lombaires dans. .	1 cas.
Fracture de côtes et rupture de la vessie dans. . . .	1 cas.
Disjonction de la symphyse pubienne et rupture de la vessie dans	1 cas.
Fractures de côtes et ruptures de la rate dans	2 cas.
Fracture du bassin et luxation du 1er cunéiforme dans	1 cas.

Dans 4 cas il y avait *trois* lésions concomitantes, savoir :

Fractures du fémur, de l'humérus, du radius dans . . 1 cas.
Fracture de côtes, entorse du genou, déchirure du foie dans.. . . . . 1 cas.
Fracture du crâne, hémorrhagie méningée, déchirure du foie dans . . . . 1 cas.
Fracture compliquée de jambe, fracture de côtes, déchirure du foie dans. . . . . 1 cas.

En somme, sur 90 observations, il y a eu 23 fois des lésions concomitantes sérieuses, qui se répartissent ainsi, au point de vue de leur fréquence relative :

12 fractures de côtes ; 5 déchirures du foie et 4 de la rate ; 2 ruptures de la vessie ; 2 fractures du crâne ; 1 fracture du bassin, du fémur, de jambe, de l'humérus, du radius, de la colonne vertébrale ; 1 contusion du poumon ; 1 rupture du muscle droit antérieur ; 1 entorse du genou, 1 luxation du 1er cunéiforme (1).

Il est enfin un dernier point sur lequel il faut insister, *c'est l'état du péritoine*. Chez l'adulte, on n'observe jamais de déchirure de la séreuse lorsque le rein seul est intéressé. Ce n'est que dans les cas où coexistent des ruptures du foie ou de la rate que le sang s'épanche à la fois dans le péritoine et dans le tissu cellulaire périnéal. Chez l'enfant, au contraire, cette déchirure est très fréquente, puisque sur 15 cas elle a été signalée 8 fois et elle se rencontre à toutes les périodes de l'enfance. Hervey en a même rapporté un cas chez un enfant nouveau-né, qu'on avait laissé tomber en l'emmaillotant et qui présentait, en même temps, une rupture de la capsule surrénale. On voit de suite l'importance de cette distinction : en effet, d'une part l'hémorrhagie peut être plus considérable et l'hémostase plus difficile, puisque le sang trouve devant lui une cavité béante ; d'autre part cet épanchement peut être la cause d'une péritonite

(1) Tuffier a trouvé sur 200 cas : déchirures du foie, 23 ; déchirures de la rate, 11 ; contusions du pancréas, de l'intestin et de l'estomac, chacun 1 ; vessie et poumon, 2 ; plèvre, 1 ; fracture des côtes, 15 ; fractures des membres, 14 ; fractures du bassin, 4 ; fractures de la colonne vertébrale, 4.

rapidement mortelle. En outre, dans ces conditions, lorsque l'intervention est jugée nécessaire, il y a des indications spéciales à remplir (lavage et suture de la séreuse, son isolement du foyer traumatique) qui doivent faire choisir la méthode transpéritonéale.

Quelle est la cause de l'intégrité de la séreuse chez l'adulte et de son altération si fréquente chez l'enfant ? Elle nous paraît résider dans l'état de l'atmosphère celluleuse qui entoure le rein. Chez l'adulte, cette atmosphère est toujours chargée de graisse et celle-ci constitue une couche assez épaisse pour isoler le péritoine de l'organe sous-jacent et le rendre indépendant. Chez l'enfant, au contraire, cette couche adipeuse fait défaut : le feuillet péritonéal est en contact direct avec la capsule fibreuse du rein ; on comprend donc que, dans ces conditions, une déchirure du rein puisse s'accompagner presque toujours d'une lésion de la séreuse identique et située au même niveau. Il faut encore ajouter que la résistance plus grande des masses musculaires et l'élasticité moindre des arcs osseux localisent davantage le traumatisme chez l'adulte que chez l'enfant ; chez ce dernier, en effet, grâce à la plus grande souplesse de ses parois thoraciques ou abdominales, l'agent vulnérant peut repousser le rein jusque dans la cavité abdominale.

Clinique.

Nous venons de montrer l'importance que peuvent avoir, au point de vue du diagnostic ou de la thérapeutique, les lésions des divers éléments de la glande rénale et celles des organes voisins ; l'étude clinique va nous en donner encore de plus intéressants. Un individu reçoit un coup direct dans la région lombaire ou tombe d'une certaine hauteur, son flanc venant heurter un corps qui présente une arête vive (poutre, trottoir, marche d'escalier.....) ; il éprouve au même moment une douleur poignante, aiguë, une sensation de déchirement dans les lombes; il perd connaissance, ou, s'il se relève, il marche péniblement, ne peut faire souvent que quelques pas et retombe bientôt, présentant tous les signes d'une hémorrhagie interne ou d'une violente commotion. Lorsqu'on l'examine quelques heures après, on le trouve immobile dans le décubitus dorsal, la face pâle et décolorée, la respiration accélérée et superficielle; il répond difficilement aux questions qu'on lui pose; il ne se plaint que d'une douleur vive et diffuse dans tout le côté atteint, douleur qui rend tout mouvement impossible et qui empêche la toux et les respirations profondes. A l'examen des lombes, on aperçoit parfois des excoriations qui peuvent indiquer le point précis où a porté le traumatisme. L'abdomen est ballonné et la palpation superficielle fait facilement reconnaître une certaine tension des muscles de la paroi dans la région frappée ; mais cette palpation réveille des douleurs souvent intolérables, ce qui, joint à la contraction musculaire réflexe, empêche toute exploration profonde. La percussion elle-même est souvent mal supportée et ne donne aucun renseignement. Interrogeant le malade sur la fonction urinaire, on apprend, ou bien qu'il a eu une hématurie souvent abondante, ou au contraire qu'il n'a pas uriné depuis l'accident: la sonde évacue alors des urines sanguinolentes. A ce moment, par conséquent, on n'a pour poser le diagnostic que les commémoratifs, la douleur et l'hématurie ; on comprend l'embarras du clinicien lorsque celle-ci fait défaut, comme on l'observe quelquefois. Si le malade n'a pas été brusquement emporté par une hémorrhagie interne, la situation devient au contraire plus nette les jours suivants : la douleur est plus localisée dans la région atteinte; moins vive, elle permet la palpation profonde et la recherche d'une tumeur dépendant du rein, dure, rénitente, mate, douloureuse ; à ce moment, outre l'ecchymose au point contus, on peut en observer une au niveau de l'anneau inguinal ou de la racine de la verge, produite par la migration sous-péritonéale de l'épanchement sanguin ; de même, le toucher rectal peut indiquer l'existence d'une collection sanguine au-dessus de la base de la prostate. Les troubles urinaires sont aussi plus caractérisés : l'hématurie persiste avec ou sans rétention, et il s'y ajoute une diminution dans la quantité des urines sécrétées, l'oligurie de Verneuil ; la peau vient en aide au rein sain et on constate très souvent des sueurs absolument profuses. Dans les cas bénins, l'hématurie s'arrête, les douleurs diminuent et le malade entre en convalescence: mais le blessé n'est pas encore hors de danger, car on peut, à ce moment, voir survenir des hémorrhagies secondaires qui se traduisent par des hématuries ou par une augmentation dans le volume de la tumeur et qui peuvent être assez abondantes pour emporter le malade. Enfin, nous savons que la guérison peut n'être complète qu'en apparence et qu'il peut se développer des accidents suppuratifs secondaires, rénaux ou périrénaux, qui nécessitent une intervention et peuvent encore se terminer par la mort.

Que l'on nous permette de revenir sur quelques-uns de ces symptômes, pour insister sur leur fréquence, leur physiologie pathologique et leur valeur diagnostique. Nous laisserons de côté les phénomènes immédiats qui sont produits par le shock nerveux ou l'hémorrhagie interne. Le chirurgien ne voyant le malade que quelques heures après, ne peut que difficilement démêler ce qui appartient à l'une ou à l'autre de ces deux causes. Ces symptômes, du reste, dépendent de la violence du traumatisme et des lésions concomitantes ; même dans les cas où le rein seul est intéressé, on ne peut guère s'appuyer sur leur intensité, car elle n'est pas toujours en rapport avec les altérations de cet organe ; dans plusieurs cas, en effet, les malades n'ont pas perdu connaissance, ils ont pu se relever, parcourir même à pied une distance assez grande, et cela malgré une déchirure complète du rein qui a entraîné leur mort.

A. — Douleur.

a) *Douleur primitive.* — La *douleur* est le premier symptôme accusé par le malade, et c'est quelquefois le seul que l'on observe tout à fait au début. Nous passons sur la sensation aiguë de déchirement que le blessé éprouve au moment de l'accident, car elle manque souvent. Dans les cas ordinaires, c'est-à-dire dans les traumatismes un peu violents, le blessé se plaint de plusieurs régions et ne localise point sa douleur : le thorax est aussi sensible que l'abdomen, ce qui se comprend très bien lorsqu'il existe des fractures des fausses côtes. Une recherche minutieuse est donc nécessaire, mais elle est parfois rendue difficile par l'étendue et l'intensité même des phénomènes douloureux. Cette intensité est du reste variable, et si dans certains cas le moindre contact arrache des cris au malade, elle permet parfois une certaine exploration. Cette douleur contusive ou lancinante, spontanée, siège dans la région lombaire ; d'après les classiques, elle s'irradierait du côté de l'uretère et s'accompagnerait d'une rétraction du testicule ; cette irradiation n'est cependant pas fréquente, car elle n'est signalée que dans une observation ; quant à la rétraction testiculaire, elle doit être encore plus rare, car nous ne l'avons trouvée dans aucune d'elles. La douleur provoquée est plus importante : elle est produite, en effet, par toute pression qui s'exerce sur le rein, soit du côté des lombes, soit en avant sur la paroi abdominale, ce qui la différencie de la douleur par simple contusion musculaire. Elle provoque une *contraction musculaire du même côté*, et la palpation montre ainsi une différence de résistance dans les deux moitiés de l'abdomen, l'une étant tendue, l'autre, au contraire, étant facilement dépressible ; ce symptôme assez constant peut donner des renseignements sur le côté où siège la lésion. La douleur va en s'atténuant progressivement, et elle finit par disparaître après une assez longue durée, car c'est le symptôme qui persiste le plus. Du reste, les phénomènes douloureux peuvent reparaître ou leur intensité peut s'accroître pendant le cours de la maladie, ou la convalescence.

b) *Douleur tardive.* — Cette douleur tardive se produit le plus souvent après un effort quelconque du malade ; elle débute brusquement et est due, soit à une hémorrhagie secondaire, soit et plus souvent à la migration d'un caillot dans l'uretère. Elle revêt alors la forme de la colique néphrétique, forme cependant en général atténuée ; et c'est, dans ces conditions, que l'on signale, dans les observations, les irradiations vers le cordon spermatique et la rétraction du testicule. Cette douleur tardive peut se répéter plusieurs fois dans un espace de temps assez court, et, comme nous le verrons, elle est souvent accompagnée d'hématuries secondaires. En somme, la *douleur primitive* a une importance diagnostique considérable lorsque le malade n'est pas dans le collapsus et qu'il n'a pas été victime de contusions violentes multiples : elle peut alors indiquer l'existence d'une lésion rénale et le côté qu'occupe cette lésion ; mais, lorsque le blessé est dans un semi-coma, ou bien lorsqu'il existe de graves traumatismes, tels qu'une fracture du crâne, ou bien encore lorsqu'il s'est produit de sérieuses lésions voisines (fractures des dernières côtes, déchirures du foie ou de la rate), la douleur devient un élément de diagnostic plus infidèle, car elle n'indique pas nettement le siège exact de la lésion. Quant à la *douleur tardive*, elle est peu importante et dénote seulement l'existence et la migration de caillots dans l'uretère avec possibilité d'une hématurie secondaire.

B. — Hématurie.

L'hématurie est le second symptôme que l'on observe dans la contusion rénale, second par sa date d'apparition, mais premier par son importance. Celle-ci, en effet, est considérable, ce qui tient, non seulement à la constance de ce signe, mais encore à la gravité toute particulière qui dépend de l'abondance de l'écoulement sanguin et des troubles vésicaux dont il est origine : c'est, en effet, dans ces deux conditions que l'on a proposé l'intervention chirurgicale.

L'hématurie est presque constante ; elle ne manque, en effet, que dans des conditions déterminées : dans les cas, par exemple, de déchirures incomplètes externes où le sang ne peut arriver dans le bassinet ; dans tous ceux où la mort survient brusquement quelques heures après l'accident par le fait même de l'abondance de l'hémorrhagie, le pissement de sang n'ayant pas eu le temps de se produire, ou ne se produisant qu'après la mort (cas de Marjolin) ; mais à l'autopsie on trouve toujours la vessie pleine de caillots.

a) *Hématurie primitive.* — Le moment d'apparition est variable : tantôt l'individu urine du sang quelques minutes après l'accident, tantôt il ne l'évacue que quelques heures après son traumatisme ; tantôt, enfin, et c'est le cas le plus fréquent, il se produit une rétention qui peut persister vingt-quatre heures et plus, et l'on ne constate alors l'hématurie que si l'on songe à pratiquer le cathétérisme. Dans des cas plus rares, le pissement de sang est encore plus tardif ; c'est ainsi que, dans le cas de Mounier, il n'apparut que le septième jour : mais il s'agissait d'une rupture d'une branche artérielle en dehors du bassinet, et l'écoulement sanguin ne put se faire dans ce conduit que lorsque, par le fait de l'inflammation, il se fut produit une rupture du calice, ce qui établit une libre communication ; telle est du moins l'explication qu'en donne l'auteur.

La quantité de sang qui s'écoule dans la vessie est aussi sujette à de grandes variations : tantôt, elle est si faible, qu'elle teinte à peine les urines et que le microscope est nécessaire pour affirmer son existence ; tantôt, au contraire, elle est si abondante qu'elle peut mettre immédiatement la vie du malade en danger ; entre ces deux extrêmes il y a tous les intermédiaires.

Ce sang se présente avec des caractères différents suivant les cas : tantôt il est intimement mélangé à l'urine à laquelle il donne une teinte uniforme pendant toute la miction, tantôt il n'apparaît que dans les dernières parties qui s'écoulent ; tantôt c'est du sang absolument pur, rutilant, qui s'écoule par l'urèthre ou par la sonde, comme on l'observe surtout dans les hématuries à répétition. Souvent, enfin, il se présente sous la forme de caillots, qui, parfois, ont tous les caractères des caillots uretéraux.

Une fois constituée, l'hématurie peut avoir une marche bien différente : parfois elle s'arrête brusquement après une durée d'un ou deux jours ; parfois elle va en diminuant progressivement et ne disparaît qu'après une période de 4 à 14 jours ; d'autres fois, enfin, après avoir disparu ou seulement diminué, on la voit prendre tout d'un coup un nouvel accroissement ; c'est ce qui constitue l'hématurie secondaire ou à répétition, dont nous avons trouvé 20 cas dans nos observations et dont nous allons maintenant nous occuper.

b) *Hématuries secondaires et à répétition.* — Voyons les conditions dans lesquelles elles se présentent : elles surviennent, avons-nous dit, lorsque toute hématurie a déjà cessé (13 fois sur 20 cas), ou bien lorsqu'elle a seulement diminué (7 sur 20). Elles apparaissent aussi bien dans les cas où l'hématurie primitive a été courte (4 fois elle n'avait duré qu'un ou deux jours) que dans ceux où elle a été plus longue (durée maxima, 10 jours) ; aussi bien dans ceux où l'épanchement sanguin a été faible que dans ceux où il a été considérable. Le moment d'apparition de cette hématurie secondaire varie dans des limites assez étendues, comprises entre le 3e et le

23e jour de la maladie, et après une période d'urines claires d'une durée de 2 à 15 et 18 jours. C'est, en général, à l'occasion d'un effort (vomissement, éternûment), ou d'un mouvement brusque (torsion du corps), ou d'une marche un peu trop longue que cette hématurie secondaire se produit. Elle est le plus souvent annoncée par des douleurs qui rappellent une colique néphrétique franche ou atténuée, due à la migration d'un caillot uretéral et par des symptômes d'une hémorrhagie interne. Ces douleurs à peine calmées, le malade éprouve une sensation de réplétion vésicale avec des besoins de miction impérieux : il fait des efforts souvent infructueux, répétés à de courts intervalles et il parvient enfin à évacuer des caillots suivis d'un jet abondant de sang rouge et vermeil d'origine artérielle (Gelly et Guillet) (1). La quantité de sang ainsi rendue est quelquefois considérable (300 ou 400 grammes). Ces phénomènes aigus disparus, il persiste une hématurie souvent compliquée d'une rétention d'urine par la présence de caillots dans la vessie. Cette hémorrhagie persiste en abondance continue ou décroissante pendant 2, 8, 15 et 30 jours, puis s'arrête définitivement. D'autre fois, au contraire (7 fois sur 22 cas), après une période de calme et d'urines claires de 2 à 9 jours, elle se répète avec les mêmes symptômes et la même abondance, ayant alors une durée plus longue. Enfin, dans un cas, il y eut une quatrième hémorrhagie qui précipita le dénoûment fatal. En même temps que se produit l'hématurie, il arrive souvent qu'il se fait, en outre, un épanchement sanguin rétro-péritonéal qui augmente ainsi le volume de la tumeur déjà existante et la rend sensible aux moyens d'investigation ; dans trois cas, cette tumeur ne put être constatée qu'après la seconde hématurie et dans un cas, seulement après la troisième.

---

(1) Gelly. — *Revue médicale de l'Est*, 1884. — Guillet. *Journal de médecine de l'Ouest*, 1882.

Comment s'arrête l'hématurie? C'est un caillot qui se forme sur les orifices vasculaires béants, grâce à l'immobilité du malade et à la compression qu'exerce le sang épanché sur les vaisseaux; plus souvent c'est la même compression qui, se faisant sur l'uretère ou un caillot qui, oblitérant ce conduit, produisent l'arrêt de l'écoulement du sang dans la vessie. Ce dernier mécanisme est, croyons-nous, le plus fréquent; il a été observé anatomiquement par Pollock(1), six mois après l'accident, et il nous explique ces douleurs de colique néphrétique qui sont si souvent signalées dans les observations. Nous ne ferons que rappeler la fragilité de cette hémostase primitive, lorsqu'on la compare surtout au mode de celle de notre malade, qui, par le fait de sa thrombose des vaisseaux rénaux, était à l'abri des hématuries secondaires parfois si graves.

Il nous reste, en effet, à montrer la valeur diagnostique des hématuries et leur gravité. Nous n'insisterons pas sur le premier point: le pissement du sang. Consécutif à un violent traumatisme il indique toujours une lésion de l'appareil urinaire et il ne s'agit plus que de connaître l'origine de ce sang. Du reste, c'est par l'apparition du sang dans les urines, et ce n'est que par elle, que dans les cas de diagnostic douteux on a pu affirmer la contusion rénale. Bien plus importante est la question de la gravité de l'hématurie; or, cette gravité reconnaît deux causes: d'une part, *l'abondance même du sang* qui est évacué avec les urines, et, d'autre part, *la présence de caillots dans la vessie* qui provoquent la rétention et qui peuvent y subir des altérations septiques.

L'hématurie primitive n'a jamais, par elle seule, occasionné la mort; toutes les fois que cette terminaison a eu lieu, il y avait en même temps un énorme épanchement sanguin retro-péritonéal dont la part était

(1) Pollock. — Cité par Lucas, in *The Lancet*, 1884.

au moins égale dans la terminaison fatale. Voyons ce qui concerne les hématuries secondaires : sur 20 cas il y a eu 11 guérisons, et sur ces onze blessés trois ont eu des hématuries à trois reprises différentes, et deux surtout les ont eu graves puisqu'ils ont rendu chaque fois de 400 à 500 grammes de sang pur. Sur les 9 cas de mort, 3 sont dus à l'abondance de l'hématurie, répétée à deux reprises dans deux cas et à quatre reprises dans le troisième cas. Les autres décès ont été occasionnés par des causes diverses, parmi lesquelles nous relèverons un cas de mort par septicémie d'origine vésicale. Nous ferons remarquer, en outre, que sur ces 9 décès on a trouvé quatre fois des lésions portant principalement sur les gros vaisseaux du hile.

La seconde cause de la gravité de l'hématurie, avons-nous dit, est la présence de caillots sanguins dans la vessie pouvant produire la rétention d'urine et pouvant subir eux-mêmes l'altération putride. Cette rétention secondaire a une cause différente de celle de la rétention du début. Nous avons vu, que souvent, après l'accident, le malade non seulement n'urinait pas, mais encore qu'il n'appelait pas souvent l'attention du côté de sa vessie : or, cette rétention primitive peut être due soit à l'état de collapsus dans lequel se trouve le blessé, soit à une contracture réflexe du col, soit enfin à la présence de caillots sanguins s'il s'est produit une hémorrhagie considérable ; la rétention tardive a toujours et uniquement cette dernière origine. Il faut encore se rappeler que, par le fait d'une contusion des deux reins, ou d'une absence congénitale d'un de ces organes, ou d'une simple action réflexe il peut ne pas y avoir d'urine dans la vessie ; à ce propos nous rappellerons l'observation de Dumesnil dans laquelle, malgré des cathétérismes répétés, il persistait une tumeur abdominale médiane, globuleuse, ayant toutes les apparences de la vessie, alors que c'était un épanchement sanguin, situé au niveau du cul-de-sac recto-vésical, et que le réservoir vésical était absolument vide. Les caillots qui obstruent la vessie peuvent subir l'altération putride et provoquer des cystites aiguës. C'est l'existence de cette complication qui décida Rowdon à pratiquer une néphrectomie et une cystotomie latérale pour arrêter la cystite, ce qui n'empêcha pas cette complication de progresser et le malade de mourir d'une pyélo-néphrite ascendante.

Pour mieux fixer la part de gravité que donne aux hémorrhagies la présence de caillots sanguins dans la vessie, nous avons recherché, d'une part, le nombre des cystites observées, d'autre part, l'influence du cathétérisme sur leur développement, enfin la fréquence des accidents imputables à la cystite. Or, dans toutes nos observations nous avons trouvé 13 cas de cystite aiguë se traduisant par des urines ammoniacales, purulentes et fétides. Sur ces 13 faits, la mort est survenue 2 fois par septicémie vésicale et 7 fois par des accidents suppuratifs rénaux ou périrénaux ; dans le dixième cas (Bergeron) malgré une pyélo-néphrite la mort a été occasionnée par des traumatismes concomitants (fracture de côtes, pleurésie purulente et abcès pulmonaire, rupture de la vessie) ; dans les 3 guérisons, nous constatons un cas de périnéphrite qui fut incisée et guérit (Maunoury) et deux autres observations de cystite qui guérirent malgré l'intensité des phénomènes vésicaux (Dumesnil, Curling). En résumé, sur 13 malades 2 ont une septicémie vésicale qui les enlève et 9 des accidents suppuratifs secondaires, mortels pour 7 d'entre eux. Ces chiffres démontrent suffisamment l'influence de la cystite sur le développement des suppurations secondaires du côté du rein. Quant à celle que peut avoir le cathétérisme sur l'apparition de la cystiste elle nous paraît encore assez manifeste, puisque sur 13 faits il y a eu sept fois des cathétérismes répétés, souvent pratiqués par les malades eux-mêmes, c'est-à-dire sans aucune précaution antiseptique.

C. — Oligurie et anurie.

Dans la contusion rénale, l'appareil urinaire, outre l'hématurie, nous offre encore un symptôme important à étudier, puisqu'il peut à lui seul, comme le fit Verneuil dans un cas, permettre de poser un diagnostic exact ; c'est l'oligurie. Cette diminution dans la quantité des urines, nous l'avons trouvée dans 11 observations et nous ne doutons pas que, si elle n'a pas été signalée plus fréquemment, c'est que l'attention n'avait pas été attirée de ce côté. On la constate le plus souvent dès le premier jour, plus rarement le lendemain, et, du reste, les trois cas suivants indiqueront mieux que toute description, les proportions et la marche de cette oligurie :

	Obs. de Maunoury	Obs. de Jessop (1).	Obs. personnelle.
1er jour. . . .	1000 gr.	? gr.	750 gr.
2e jour. . . .	350 —	450 —	1100 —
3e jour. . . .	500 —	500 —	1300 —
4e jour. . . .	600 —	1000 —	1650 —
5e jour. . . .	800 —	1700 —	» —
6e jour. . . .	900 —	? —	» —
7e jour. . . .	» —	2250 —	» —

La quantité des urines va donc en augmentant progressivement et peut même arriver à la polyurie assez rapidement. Quant à la cause de cette oligurie, elle nous paraît résider dans la suppression fonctionnelle, sinon définitive, du moins momentanée, de l'organe rénal par le seul fait du traumatisme.

On peut parfois constater une anurie complète ou presque complète. Dans les cinq cas que nous avons trouvés, il y avait : 2 fois absence congénitale d'un rein (Simon, Curling) ; 1 fois déchirure du rein droit et thrombose des vaisseaux rénaux gauches (Poland) ; 1 fois contusion des deux reins (Dumesnil) ; enfin, 1 fois rupture de la vessie et du rein (Lupton) (2). Sur ces

(1) Jessop. — *St.-Barth. Hosp. Report*. 1881.
(2) Lupton. — *The Lancet*, 1882.

5 malades, nous ne relevons qu'un seul cas de mort par urémie (au 11e jour), et cependant chez quelques-uns d'entre eux la vie a pu se prolonger 3 et 6 jours, sans que l'on observât le moindre trouble urémique. Nous aurions voulu, à ce propos, indiquer les variations de l'urée dans les premiers jours qui suivent l'accident, mais aucune observation n'en fait mention. Chez notre malade, le 1er jour il n'y avait que 11 gr. 25 d'urée par litre ; mais ce chiffre s'est vite relevé, et le 3e jour on en a constaté 27 gr. 75; comme nous le verrons plus loin, cette quantité est trop élevée pour admettre comme phénomènes urémiques les symptômes nerveux qu'il a présentés et qui, par conséquent, doivent être rattachés à une autre cause. Il serait encore intéressant d'étudier soigneusement les cas dans lesquels on a signalé une albuminurie consécutive au traumatisme du rein, mais cette étude nous entraînerait trop loin.

D. — Suppléance de la peau.

Pour en finir avec les troubles de la sécrétion urinaire, nous signalerons un dernier fait, c'est la *suppléance de la peau dans la fonction d'excrétion.* Dans presque toutes les observations un peu détaillées, on signale, en effet, des sueurs très abondantes; chez notre malade, elles étaient très marquées, continues, toujours profuses et nécessitaient un changement de linge fréquent.

E. — Collection sanguine périrénale.

Il nous reste maintenant à examiner les symptômes auxquels donne lieu l'hémorrhagie qui se fait dans le tissu cellulaire périnéal et la migration de cette collection sanguine vers le cul-de-sac recto-vésical et vers l'anneau inguinal. L'*épanchement de sang* qui se forme dans l'atmosphère celluleuse qui entoure le rein, donne naissance à *une tumeur* dont la constatation simplifierait beaucoup le diagnostic, si elle était plus facile et plus constante. La douleur, en effet, gêne considérablement l'examen dans les premiers jours, au point de le rendre parfois absolument impossible ; elle ne permet que de constater une légère voussure des lombes et une tension de la paroi abdominale due à la contraction musculaire réflexe. Du reste, la tumeur n'est pas constante, et manque, en général, dans les déchirures incomplètes, puisque le sang passe dans l'uretère, dans les cas de déchirure sous-capsulaire, et qu'il est trop peu abondant dans les déchirures externes, pour produire une collection sensible à la palpation. Or, dans les déchirures complètes elles-mêmes, lorsque le sang trouve une issue libre et suffisante du côté de la vessie, il s'accumule en assez faible quantité dans le tissu cellulaire voisin pour que l'on ne puisse percevoir aucune tuméfaction bien nette ; ce n'est alors, parfois, qu'à l'occasion d'une hémorrhagie secondaire, que cette tuméfaction prend un volume plus considérable et peut être perçue ; cette particularité est notée dans 4 observations, où la tumeur ne fut trouvée que le 6e, le 13e jour après une hémorrhagie secondaire, et, dans un cas même, seulement après la troisième reprise de l'hémorrhagie. Ce qui prouve encore la difficulté du diagnostic de la tumeur, c'est que Kade endormit à deux reprises son blessé et qu'il ne put, malgré cela, reconnaître une énorme collection de sang et de pus, que l'autopsie révéla quelques jours après.

Il est enfin une autre variété de tumeur dont l'apparition est encore plus tardive, c'est l'*hémato-néphrose* ; celle-ci, outre ce caractère, présente ceux d'une tumeur arrondie, du volume du poing, rappelant le rein par sa situation, sa forme, sa mobilité (Tuffier), et augmentant d'une façon lente et progressive. L'épanchement sanguin périrénal présente des caractères différents ; c'est une tuméfaction dure, mate, plus considérable, mais diffuse, immobile, faisant corps avec la fosse lombaire et s'étendant vers la fosse iliaque. Nous passons sur ces caractères différentiels pour nous étendre un peu plus sur les rapports de la tumeur avec l'hématurie.

Le sang qui s'écoule d'une déchirure du parenchyme ou d'une rupture des vaisseaux s'épanche dans l'uretère, ou dans le tissu cellulaire périrénal. Ces deux phénomènes ne sont pas toujours en parfaite concordance et, le plus souvent, l'un d'eux prend une part prépondérante dans les accidents immédiats ou consécutifs. C'est ainsi que dans les cas de mort rapide, le malade succombe à l'abondance même de l'épanchement sanguin rétro-péritonéal ou à la fois retro et intra-péritonéal comme chez les enfants, l'hématurie faisant défaut ou restant légère. Au moment des hémorrhagies secondaires, au contraire, c'est en général l'hématurie qui occupe le premier plan ; moins souvent on voit à la fois augmenter le pissement du sang et la tumeur, et dans des cas plus rares encore, l'hématurie diminue au fur et à mesure que la tumeur se développe davantage. En effet, sur 12 cas de mort par hémorrhagie primitive, aucune n'est due à la *gravité* de l'hématurie. Dans les hémorrhagies secondaires si l'épanchement de sang à l'intérieur par son abondance l'a provoqué 2 fois, l'hématurie, à elle seule l'a amenée 3 fois.

Cet épanchement interne n'est pas seulement grave par son abondance mais il l'est encore parce qu'il constitue un foyer dont la suppuration est facile et fréquente ; et parce que cette collection purulente peut être parfois fort étendue et envahir la fosse iliaque, le petit bassin et même la fesse, comme dans le cas de Weir.

Telle est la valeur pronostique de cette tumeur ; quant à sa valeur diagnostique, nous l'avons déjà esquissée. Nous avons vu que même en mettant de côté les cas complexes où coexistent des déchirures du foie ou de la rate, la recherche du symptôme tumeur était rendue toujours difficile et parfois impossible par l'intensité de la douleur ; que son existence même n'était pas constante ; que souvent enfin son peu de volume pouvait la rendre inappréciable, mais que, après quelques jours, soit par le fait de la diminution de la douleur, soit par celui de l'augmentation de la collection sanguine, elle pouvait être parfaitement trouvée par la palpation bimanuelle profonde. Ce symptôme fait donc défaut au moment où le chirurgien en aurait le plus de besoin, c'est-à-dire les premiers jours ; et, du reste, sa recherche doit toujours être faite avec prudence si on ne veut pas provoquer une hémorrhagie secondaire.

F. — Migration de la collection sanguine.

a) *Vers la fosse iliaque et le cul-de-sac recto-vésical.* — Voyons ce que peut donner au point de vue du diagnostic la migration de l'épanchement sanguin soit du côté du cul-de-sac *recto-vésical*, soit du *côté du canal inguinal*. La tumeur recto-vésicale n'a été signalée que dans 7 cas : cliniquement on ne l'a constatée qu'une fois (Dumesnil), mais elle avait un volume énorme (tête d'adulte), et avait pendant la vie toujours été prise pour la vessie. Dans un autre cas, 24 heures après l'accident, Jessop observa, au toucher, un point douloureux au-dessus de la base de la prostate, mais pas de tumeur. Dans les 5 autres cas, on ne l'a trouvée qu'à l'autopsie. Cette migration parait se faire assez rapidement, puisqu'on l'a observée, dans un cas, 27 heures après le traumatisme, et que Dumesnil a constaté cet énorme tumeur le second jour de la maladie. Le volume qu'elle acquiert varie dans des limites assez grandes, puisque tantôt ce sont de simples teintes ecchymotiques, tantôt des collections de la grosseur d'une noix, d'autres fois enfin de la dimension d'une tête. Cet épanchement sanguin se continue souvent avec une tumeur identique qui occupe la fosse iliaque et l'atmosphère du rein. Aussi, voyons-nous, dans le cas de Weir un abcès périrectal remontant jusqu'à la collection purulente périnéphrétique. En somme, l'importance diagnostique de ce signe n'est pas très grande, puisqu'il manque fréquemment. Cependant dans quelques cas il nous semble qu'il pourrait donner d'utiles renseignements. (Toucher rectal).

b) *Vers le canal inguinal.* — Quant à la migration de l'épanchement sanguin *vers l'anneau inguinal*, il n'est pas non plus bien constant et nous ne l'avons trouvé signalé que 6 fois (2 fois anatomiquement et 4 fois cliniquement). Cette migration paraît, elle aussi, s'effectuer rapidement, puisqu'on la constatait dans le cas de Letulle huit heures après l'accident, jusqu'au niveau de l'épididyme. Cliniquement elle se manifeste par une ecchymose sur laquelle ont insisté Dumesnil et Gargam ; cette teinte ecchymotique apparait d'abord au niveau de l'orifice externe de l'anneau inguinal vers le 6ᵉ ou le 7ᵉ jour, parfois seulement le dixième, puis elle descend sur la racine du scrotum ou de la verge. Lorsqu'elle ne coexiste pas avec une fracture du bassin, (or celle-ci n'existait qu'une fois sur nos 6 cas), elle a une certaine valeur : elle permet, en effet, d'affirmer un épanchement sanguin rétro-péritonéal au niveau du rein et elle indique nettement le côté où siège la lésion; malheureusement elle est loin d'être constante. Outre cette ecchymose à distance, il s'en produit une absolument indépendante et de cause différente, au point contus; celle-ci est due à la pression du corps contondant; elle est relativement peu fréquente et peut être remplacée par de simples excoriations ; mais, lorsqu'elle existe, elle peut fournir de précieux renseignements sur le point précis où a porté le choc et sur la nature du corps vulnérant.

Marche.

Telles sont les particularités intéressantes que peuvent présenter chacun des symptômes au point de vue du diagnostic et de la thérapeutique. Nous ne dirons qu'un mot de l'évolution de la contusion rénale, qui n'est que trop souvent troublée par la coexistence de traumatismes viscéraux concomitants, qui donnent à l'affection un aspect et une marche différents, suivant la nature même de ces complications. Nous savons déjà que le blessé peut être emporté en quelques heures par une abondante hémorrhagie interne ; que, plus tard, lorsque les douleurs se sont atténuées, que l'hématurie s'est arrêtée et que le malade est entré en convalescence, il peut encore succomber à une hémorrhagie secondaire ; enfin, que même lorsque la guérison s'est confirmée il peut se développer des accidents suppuratifs du côté du rein, qui peuvent encore mettre la vie du malade en danger. Nous passerons sous silence les symptômes et le diagnostic de ces complications qui constituent la période suppurative de la contusion rénale, car ils sont fort bien connus depuis longtemps. Nous ne signalerons que leur fréquence et leur gravité. Dans toutes nos observations nous avons trouvé 14 cas de suppuration du rein : 2 ont revêtu la forme aiguë et ont été constatés à l'autopsie, de 14 à 18 jours après le traumastisme (obs. de Barth, de Boullet) ; les 12 autres, ont apparu plusieurs mois ou plusieurs années après l'accident, et se sont terminés 8 fois par la mort et 4 fois par la guérison ; ajoutons que sur ces 12 cas, il y a eu 7 cas dans lesquels on est intervenu par une néphrectomie ou une néphrotomie, et que l'intervention a donné comme résultats 3 morts et 4 guérisons. En somme, la guérison n'a été obtenue que dans les cas où l'on est intervenu. Ces chiffres suffisent pour donner une idée de la fréquence et de la gravité de ces suppurations rénales dans la contusion du rein ; mais les causes de ces accidents sont encore peu élucidées. Doit-on incriminer l'état général du sujet ou l'état de son appareil urinaire antérieur au traumatisme ? Doit-on donner la prépondérance à une infection secondaire qui se ferait par le torrent circulatoire ? L'infection, au contraire, est-elle d'origine vésicale ? Sans nier l'influence des premières causes, nous croyons que c'est la dernière qui intervient le plus fréquemment, que c'est la vessie qui est la source principale des agents infectieux ; et nous avons, du reste, déjà signalé l'importance de la cystite, au point de vue des suppurations secondaires du rein.

Causes de mort.

L'étude des causes de mort, dans la contusion rénale, nous présente, au contraire, un intérêt considérable, puisqu'elle peut indiquer les cas dans lesquels une intervention aurait pu sauver les malades et ceux, au contraire, où elle était impuissante. Nous les avons donc recherchées avec soin, mais bien des observations sont incomplètes à ce point de vue, et il est parfois difficile de reconnaître la nature des accidents qui ont emporté le blessé ; nous aurons le soin de les signaler. Nous nous trouvons tout d'abord en présence d'un certain nombre de faits où la mort a été occasionnée par des traumatismes portant sur des organes autres que le rein, celui-ci restant peu endommagé ou n'ayant qu'une part minime dans la terminaison fatale ; ce sont les 9 cas suivants :

Maunoury. — Fracture de 6 côtes, hémo-pneumothorax, déchirure externe du rein.	Mort en 6 jours.
Moutard-Martin. — Fracture de 12 côtes, hémo-pneumothorax, déchirure du foie, déchirure externe du rein	Mort en 6 jours.
Hue. — Congestion pulmonaire, fracture de 7 côtes, déchirure de la rate, déchirure des deux reins	Mort en 3 jours.

Robert. — Fracture du crâne, déchirure complète du rein.	Mort en 5 jours.
Letulle. — Fracture du crâne, hémorrhagie méningée, contusion cérébrale, déchirure du rein	Mort en 8 heures.
Rayer. — Fracture compliquée de jambe avec gangrène, fracture de côtes, déchirure du foie et du rein	Mort en 4 jours.
Jessop. — Déchirure du foie, hémorrhagie secondaire intra-péritonéale d'origine hépatique, mortelle, début de péritonite, déchirure du rein	Mort en 10 jours.
Raynaud. — Fracture de 5 côtes; déchirure de la rate et du rein.	Mort en ? jours.
Marc Sée. — Déchirure de la rate et du rein.	Mort par hémorrhagie en 2 jours.

Dans les 4 cas qui suivent, il est plus difficile de déterminer la cause réelle du décès.

Un malade de Ravel présente des hémorrhagies très abondantes par trois fois répétées ; il se développe une pleurésie du même côté dont le malade serait mort. A l'autopsie, on constate une tumeur sanguine énorme avec un commencement de décomposition, on ne trouve plus de traces de la substance rénale et une branche de l'artère rénale est obturée par un caillot ; dans la plèvre, il y a un épanchement trouble et floconneux dont on n'indique pas l'abondance. Ce malade est-il mort réellement du fait de la pleurésie ? L'anémie consécutive à l'hémorrhagie n'a-t-elle pas été pour une grande part dans la terminaison fatale ?

La malade de Poland succombe le sixième jour, après avoir avorté et avoir présenté une anurie presque absolue sans phénomènes urémiques ; à l'autopsie, on trouve une hernie périombilicale par rupture du muscle droit antérieur, une fracture des douzièmes côtes, une déchirure du rein droit avec ouverture d'une branche de la veine rénale et une thrombose des vaisseaux rénaux gauches. Est-ce l'hémorrhagie, est-ce l'anurie (sans phénomènes urémiques) qui ont provoqué la mort ?

Le malade de Lupton présente aussi une anurie complète avec hypothermie, et un pouls filiforme sans phénomène urémique (Lupton insiste sur ce point), et meurt le troisième jour de syncope. On trouve une disjonction de la symphyse pubienne, une rupture très étendue de la paroi antérieure de la vessie et une déchirure complète du rein droit. Vu l'absence d'urémie et de péritonite, ne peut-on pas se demander s'il n'a pas succombé à une hémorrhagie interne ?

Le dernier cas est celui de Bergeron ; il s'agit d'un individu qui succombe subitement le quinzième jour, dans un accès de suffocation, après avoir présenté des signes d'une rupture traumatique de la vessie. A l'autopsie, on constate une fracture des neuf dernières côtes droites, avec une pleurésie purulente circonscrite, et un abcèsp ulmonaire au même niveau. La vessie était rompue sur sa face antérieure, et communiquait avec un phlegmon de la cavité de Retzius. Le rein présentait sur sa surface externe de petits abcès gros comme des pois, dans son intérieur un autre abcès plus volumineux, et il existait du pus dans le bassinet et l'uretère. Ces abcès rénaux sont-ils le résultat d'une infection purulente ? Sont-ils celui d'une pyélo-néphrite ascendante aiguë ?

Nous n'insistons pas davantage sur ces cas d'interprétation difficile, où il existe des lésions multiples, et nous passons à ceux où la déchirure du rein est manifestement la cause du décès. Signalons d'abord deux cas de péritonite généralisée un peu suspects : celui de Lapersonne, où il se produit une déchirure du rein dans un kyste hydatique de cet organe, et où la malade succombe le second jour à une péritonite dont on ne voit pas la cause ; et celui de Ravel, où la mort survint le septième jour, par le fait d'une péritonite de cause mal déterminée, et peut-être due à une contusion du foie.

L'hémorrhagie est de beaucoup la cause de mort la plus fréquente, et c'est pour cette grave complication que l'on a proposé l'intervention chirurgicale ; nous allons voir dans quelles conditions et dans quelles proportions elle se présente, et nous nous rendrons ainsi compte des cas dans lesquels on aurait pu intervenir. Nous avons trouvé 17 cas de mort, dont 12 par hémorrhagie primitive et 5 par hémorrhagie secondaire. Dans le premier groupe, il entre 9 enfants et 3 adultes. Chez les enfants, dans tous les cas, sauf un (Donnellan), l'épanchement sanguin occupait à la fois la cavité péritonéale et l'atmosphère celluleuse périrénale, et c'est l'abondance de cet épanchement qui a occasionné la mort dans un espace de temps très restreint. En effet, 5 malades ont succombé en quelques heures (1 heure, 1 heure 1/2), un en 11 heures, un en 24 heures, un en 36 heures, enfin, le dernier en 60 heures. Chez deux d'entre eux, il existait des ruptures de branches importantes de l'artère rénale. A propos de son malade qui vécut 60 heures, Eales (1) se posa la question de l'intervention, mais il « lui parut plus prudent d'avoir recours aux astringents de toute sorte avant d'employer ce moyen. » Chez les 3 adultes, l'un succomba en 10 heures, l'autre en 27 heures à l'abondance de l'hémorrhagie périrénale ; pour le troisième, qui mourut le 8e jour, Simon voyant l'anémie considérable du malade, constatant que la tumeur périnéphrétique augmentait, malgré l'arrêt de l'hématurie, se disposait à intervenir, quand il reconnut les débuts d'une péritonite aiguë (dont il n'indique pas, du reste, la pathogénie). En somme, sur ces 12 cas, il n'y a guère que dans ceux de Eales et de Simon où l'on aurait pu tenter une opération ; dans les autres, la mort a été beaucoup trop rapide, les signes de l'abondance de l'hémorrhagie trop incertains, pour que l'on pût intervenir.

Dans le groupe des hémorrhagies secondaires, nous n'avons plus affaire qu'à des adultes qui ont succombé

---

(1) Eales. — *The Lancet*, 1886.

deux fois à une hémorrhagie se produisant surtout autour du rein, et trois fois à un épanchement se manifestant surtout par des hématuries. Parmi les premiers, nous trouvons un cas de Rouppe, où, après une légère hématurie de 24 heures, il se produit le 9e jour une hémorrhagie périrénale considérable qui enleva le malade en quelques heures, et, à son autopsie, on constata une rupture d'une branche de l'artère rénale ; dans le second cas (in Rayer), il s'agit d'un individu qui présentait des signes d'une contusion légère des lombes sans hématurie ni tumeur, et qui se trouvait même dans un état satisfaisant, lorsque le 10e jour il éprouva une douleur abdominale aiguë et mourut quelques heures après. Rien dans ces deux cas ne pouvait faire supposer une terminaison fatale si brusque et si rapide, rien n'indiquait l'intervention. Dans les trois autres cas, où le symptôme prédominant a été l'hématurie, nous trouvons un cas de Pollock, où il s'agit d'un malade qui avait une hématurie décroissante, mais qui présentait aussi des phénomènes de septicémie, sur lesquels nous reviendrons, et qui mourut subitement le 14e jour, après une hématurie excessivement abondante, ayant toutes les branches de l'artère rénale rompues. Le second cas est celui d'un malade de Spence qui eut à trois reprises différentes des hématuries considérables (la troisième surtout qui dura vingt jours) et qui mourut le 47e jour, à la suite d'une quatrième hématurie très abondante. Le dernier cas est celui de Monnier ; il existait une hémato-néphrose et il se produisit une hémorrhagie secondaire grave qui dura 20 jours et emporta le malade au 40e jour de son affection. Dans ces deux derniers cas, on aurait certainement pu intervenir.

Une autre cause de mort nous a été, croyons-nous, présentée par notre malade. Dès le lendemain de son accident, il a eu une fièvre assez élevée ; la température est montée le surlendemain à 40°,1, et s'est maintenue entre 39°,6 et 40°,4 ; il a toujours été abattu, un peu prostré, avec une dyspnée assez accentuée; puis, le 4e jour, on a vu apparaître un délire intense, de la carphologie, de l'incontinence d'urine; enfin, il a succombé le 5e jour à une *septicémie aiguë*. C'est, en effet, la seule hypothèse que l'on puisse admettre; vu l'intensité de la fièvre, vu l'absence de phénomènes urémiques autres que le délire et la dyspnée (et ceux-ci ne présentaient pas les caractères qu'ils ont en pareil cas), vu la quantité d'urée excrétée (27 gr. 75), on peut éliminer l'urémie. D'un autre côté, le rein ne présentait aucune trace de suppuration, et le petit épanchement pleural et péricardique, la légère congestion pulmonaire sont aussi insuffisants pour expliquer cette symptomatologie. Nous avons donc admis la septicémie et avons recherché dans les observations des cas analogues. Le malade de Pollock, que nous avons cité tout à l'heure, avait lui aussi des phénomènes typhoïdes qu'on peut parfaitement rattacher à la septicémie aiguë (prostration, insomnie, langue noire et sèche, délire, incontinence d'urine), lorsqu'il fut brusquement enlevé par une hémorrhagie secondaire.

Enfin, dans un autre cas d'évolution encore plus rapide (2 jours) nous trouvons aussi des phénomènes typhoïdes chez un sujet qui présentait, il est vrai, outre une contusion des deux reins, une fracture du bassin et une luxation du premier cunéiforme, mais à l'autopsie duquel on trouva le rein droit enveloppé d'une masse considérable de caillots putréfiés (cas de Dumesnil).

Dans les 3 cas qui précèdent, ni le rein ni la vessie ne contenaient du pus, et il n'y avait pas eu de symptômes de cystite; dans les 2 qui suivent, au contraire, il avait bien existé des symptômes de septicémie, mais les altérations des urines en indiquent nettement l'origine; ces deux malades (de Hilton et de Reeves) ont succombé à une septicémie d'origine vésicale, l'un après 26 jours, l'autre après un mois.

La mort par *néphrite suppurée aiguë* est signalée dans 3 observations : l'une de Barth, où l'individu succomba le 20° jour après avoir présenté une fièvre élevée et des urines purulentes, et on trouva dans son bassinet 300 grammes de pus ; l'autre est celle de Boullet, où le 14° jour le malade mourut ayant eu de la prostration, de la diarrhée, une forte fièvre et, à son autopsie, on constata dans le bassinet une once de pus sanieux extrêmement fétide. Ces deux cas nous paraissent assez nets. Quant au troisième, c'est celui de Poncet (1) ; cet auteur attribue la mort de son malade à une néphrite suppurée aiguë, mais il ne donne point des indications sur l'existence du pus, et la rapidité même de l'évolution (4 jours) peut laisser quelques doutes : ne s'agissait-il pas ici d'une septicémie analogue à celle de notre malade ?

Enfin, toujours dans la *période hémorrhagique*, nous constatons un seul cas de mort par *urémie* ; c'est celui de Curling, où le décès survient seulement le 11° jour, chez un adolescent qui avait une absence congénitale d'un rein.

En ce qui concerne la seconde période, nous trouvons 11 morts, dont 5 sont survenues par le fait même de cette suppuration secondaire ; 2 sont dues à une néphrite interstitielle 6 mois ou 1 an après le traumatisme ; 1 est consécutive à de l'urémie déterminée par la présence de calculs dans les deux reins ; 3 autres enfin ont été constatées après une néphrectomie ou une néphrotomie dirigée contre ces accidents suppuratifs.

Nous pouvons donc résumer les causes de mort dans le tableau suivant :

---

(1) Poncet. — *Soc. méd. de Lyon*, 1881.

PREMIÈRE PÉRIODE :

Morts par le fait d'autres lésions . . .	9 cas	
— de cause douteuse.	4 —	
Morts par hémorrhagie primitive . .	12 —	
Morts par hémorrhagie secondaire .	5 —	
— par septicémie	2 —	
— par septicémie vésicale.	2 —	
— par néphrite suppurée aiguë . .	3 cas	(dont 1 douteux).
— par urémie.	1 —	
— par péritonite aiguë	2 —	

SECONDE PÉRIODE :

Morts par urémie	1 cas
— par néphrite interstitielle	2 —
— par pyélo-néphrites secondaires sans intervention	5 —
— par pyélo-néphrites secondaires après intervention.	3 —

Diagnostic.

Le long développement que nous avons donné à la symptomatologie va nous permettre d'être assez brefs dans l'*exposé du diagnostic*: nous rappellerons que la contusion rénale succède, en général, à un traumatisme violent ou à un coup direct porté dans la région lombaire, dont on peut parfois constater des traces ; qu'elle se traduit par des signes d'hémorrhagie interne immédiate; par une douleur localisée, aiguë, exagérée par la palpation pratiquée soit en arrière, soit en avant; par une hématurie précoce, mais qu'il faut rechercher en sondant les malades ; par une diminution dans la quantité des urines excrétées; enfin, par l'existence d'une tumeur dans la région rénale, mate, dure, diffuse, qui s'accompagne parfois d'une tumeur dans le cul-de-sac recto-vésical et d'une ecchymose au niveau du canal inguinal. Ces symptômes nets et tranchés pourraient faire supposer que le diagnostic de la contusion rénale est en général facile; il n'en est pas toujours ainsi, du moins au début, et on peut se trouver en présence de sérieuses difficultés qui tiennent, soit à l'*état du malade*, à l'*existence des lésions concomitantes*, soit à la *variabilité des symptômes eux-mêmes*. L'état de collapsus dans lequel peut se trouver le blessé au moment de l'examen est d'abord une condition défavorable ; il empêche d'avoir des renseignements sur la nature du traumatisme, et le malade réagissant peu, la recherche de la localisation de la douleur est presque impossible. Les lésions concomitantes viennent encore obscurcir les symptômes de la déchirure du rein ; des fractures multiples des fausses côtes, une rupture du foie ou de la rate pourront faire passer inaperçue une contusion rénale, dans laquelle l'hématurie ne sera pas précoce ; des traumatismes céphaliques, tels qu'une fracture du crâne, pourront produire un état comateux qui gênera l'examen aussi bien que le collapsus. Enfin, les symptômes eux-mêmes présentent des variabilités qui peuvent rendre le diagnostic hésitant. La douleur, en effet, peut être diffuse et ne présenter qu'une localisation incertaine ; l'hématurie, qui est certainement le meilleur signe, peut cependant manquer absolument, ou être tardive et n'apparaître qu'après 24 heures : la tumeur est aussi parfois absente, et, d'un autre côté, il peut être impossible de la constater lorsqu'elle est trop peu volumineuse, ou que la douleur est trop violente ; enfin, il peut n'exister à l'extérieur aucune trace de contusion qui attire l'attention du chirurgien du côté du rein. Ces difficultés de diagnostic, on ne les trouve cependant, en général, qu'au début de l'affection, lorsqu'on voit le blessé quelques heures après son accident ; plus tard, la situation change, les douleurs diminuent, l'hématurie et l'oligurie sont constatées, la tumeur devient perceptible, et la contusion rénale s'affirme alors par des symptômes qui ne peuvent pas la faire méconnaître.

Nous serons brefs sur le diagnostic différentiel : en général, on effet, la déchirure du rein n'est pas confondue avec une autre affection, et, si on n'en pose pas le diagnostic, c'est qu'elle passe inaperçue par le fait des lésions que le même traumatisme a produites sur les autres organes de l'économie. Dans deux cas cependant nous avons trouvé une erreur de diagnostic. Chez le premier malade (Lond. Gaz. in Rayer), on avait admis une légère contusion des lombes et le malade allait fort bien lorsque le dizième jour il mourut subitement d'une hémorrhagie secondaire. Chez le second malade, Campbell (1) diagnostiqua une rupture de vessie et fit une taille hypogastrique : à l'autopsie, le rein seul était déchiré et la vessie absolument saine. Il est cependant, en général, facile d'éviter les erreurs.

Dans la *contusion lombaire*, les douleurs sont plus superficielles, elles sont exagérées par la pression en arrière, mais la palpation de la région rénale en avant ne provoque aucune réaction douloureuse. Plus tard, l'exacerbation des phénomènes douloureux, par le fait de l'augmentation dans le volume de la tumeur, ou par la migration de caillots dans l'uretère, sont caractéristiques d'une contusion du rein, mais on les constate à une période où le doute n'est guère permis.

Quant à la *rupture de la vessie*, outre la connaissance du point précis où a porté le traumatisme, on constate du péritonisme, des envies fréquentes de miction, de la dysurie et une anurie absolument complète.

Il est souvent beaucoup plus difficile de *savoir quel est le rein qui est contus*, et cependant cette connaissance a son importance dans le cas où l'hémorrhagie, par sa gravité, vous oblige à intervenir. Ce n'est que par l'étude et la discussion de tous les symptômes que l'on pourra y arriver. Il faudra s'enquérir de la forme et de la nature du corps contondant, rechercher avec soin l'ecchymose ou les excoriations qui peuvent exister au point contus. La localisation de la douleur dans un côté

---

(1) Campbell. — *Liverpool. med. Surg. J.*, 1887.

de l'abdomen, la tension réflexe des muscles du même côté, donneront de précieux renseignements ; il en sera de même de la coexistence d'une fracture de côtes, quoiqu'il puisse parfaitement se produire dans les traumatismes violents, dans les éboulements, par exemple, des lésions différentes dans les deux moitiés du corps. Plus tard, la constatation de la tumeur rénale ou bien l'ecchymose qui s'observe au niveau du canal inguinal, seront encore des signes qui permettront de localiser la lésion. Enfin l'on peut voir se développer du même côté une pleurésie, soit par le fait du traumatisme, soit plus tard, par le fait du voisinage même de l'épanchement périrénal.

Nous ne faisons que signaler les cas, absolument exceptionnels, de contusion des deux reins qu'on pourrait tout au plus soupçonner, lorsqu'il se produit de l'anurie, ou lorsqu'on trouve une double tumeur dans la région qu'occupent ces organes.

Peut-on connaître l'état du rein contus ? Nous n'oserions pas l'affirmer, dans la majorité des cas ; cependant il existe plusieurs signes, au moins théoriques, qui en font voir la possibilité. Une déchirure externe ne donnerait lieu à aucune hématurie, à aucune tumeur bien nette et ne se traduirait que par l'oligurie et une vive douleur au niveau du rein. Dans la déchirure sous-capsulaire il n'y aurait point de tumeur, mais une hématurie constante et abondante. Dans les déchirures complètes on constaterait à la fois et l'hématurie et la tumeur ; ou bien si la tumeur existait seule, elle serait toujours considérable et ne pourrait être confondue avec celle, si minime, qui accompagne la déchirure externe ; mais si l'hématurie existe sans tumeur il n'est point possible de différencier la déchirure complète de la déchirure interne. Ajoutons encore que « l'absence d'hématurie ou une hématurie légère avec une oligurie très prononcée et une tuméfaction lombaire sont les signes d'une rupture grave du rein » (Tuffier). Quant à l'espoir de connaitre l'état des vaisseaux, il faut presque y renoncer. On trouve, en effet, des cas d'hémorrhagies très abondantes et mêmes répétées, qui se sont terminées par la guérison ou qui étaient simplement dues à une déchirure du parenchyme rénal. Cependant, lorsqu'on constate une tumeur considérable dont le volume va en augmentant, ou lorsqu'on est en présence d'hématuries intenses qui se répètent fréquemment, toujours abondantes, et qui sont constituées par l'émission d'un sang rutilant, comme artériel, on peut émettre l'hypothèse d'une déchirure possible d'une ou plusieurs branches des vaisseaux rénaux, et en fait, nous avons trouvé ces lésions 5 fois dans les hémorrhagies à répétition. Quant aux symptômes, qui permettent de différencier l'hémato-néphrose de l'épanchement sanguin périrénal, nous les avons déjà indiqués.

Mais il ne suffit pas de connaitre les lésions du rein contus, il faut encore se rendre compte de l'état du rein qui n'a pas été lésé par le traumatisme. On comprend, en effet, que si cet organe est déjà altéré par une maladie antérieure telle qu'une néphrite ou une affection calculeuse, ou même s'il fait défaut comme dans les 4 cas relevés par Tuffier, on ne peut plus songer à une intervention chirurgicale. Il faudra donc s'informer minutieusement du passé urinaire du sujet, et s'enquérir de tous les troubles qu'il peut avoir présentés, soit du côté de la vessie, soit du côté des reins. L'examen répété de cet organe par le palper bimanuel pourra être aussi d'une grande utilité. Quant aux renseignements que peuvent fournir les urines, ils sont souvent insuffisants. Cependant, lorsque cette *urine sanglante auparavant* devient *normale pendant une colique néphrétique*, on peut, d'après Simon, affirmer l'intégrité du rein non contus ; ces conditions, il est vrai, sont rares, car si la vessie contient du sang ou des caillots, l'urine s'en chargera fatalement en traversant ce réservoir. Quant au cathétérisme de l'uretère, il est surtout applicable à la femme, et celle-ci est bien rarement exposée aux contusions du rein. C'est donc, en somme, par l'interrogatoire des antécédents urinaires du blessé, et par l'examen direct de l'organe par le palper, que l'on pourra se renseigner sur son état.

Il est, enfin, au moins aussi important de connaître la nature, l'étendue des lésions concomitantes qui portent sur le foie, la rate, le péritoine, la vessie ; mais c'est parfois fort délicat. On pourra d'abord se guider sur la connaissance du corps contondant ; car, comme le fait remarquer Tuffier, les corps étroits seuls peuvent pénétrer dans l'échancrure ilio-costale et produire des lésions isolées du rein ; les corps larges, au contraire, ne peuvent le blesser qu'en fracturant les côtes et en contondant les organes superficiels (foie ou rate). Les déchirures de ces deux viscères se reconnaîtront aux signes d'un épanchement sanguin intra-péritonéal, et aux symptômes propres aux lésions de chacun d'eux.

La déchirure du péritoine pourra être plus facilement diagnostiquée, puisqu'elle ne se produit pas chez l'adulte, quand le rein seul est contus, et qu'elle s'observe au contraire, d'une façon à peu près constante chez l'enfant. Du reste, s'accompagnant d'un épanchement de sang dans le péritoine, elle se manifestera par un ballonnement douloureux du ventre, des nausées des vomissements, bref des signes de péritonisme.

Enfin, lorsqu'une rupture de la vessie vient compliquer la contusion du rein, on court fort le risque de méconnaître le premier et surtout le second de ces traumatismes. Cependant les symptômes propres à la rupture de la vessie (anurie, dysurie, envies fréquentes d'uriner...) joints à ceux que provoque l'épanchement sanguin périrénal, lorsqu'il existe, pourraient permettre ce double diagnostic, dans les cas où le malade résiste quelques jours à l'étendue de ces lésions.

Nous passons sous silence le diagnostic des diverses complications qui peuvent survenir pendant l'évolution de la contusion rénale ; nous ne nous arrêtons pas davantage à celui des accidents suppuratifs secondaires, qui se trouve dans tous les classiques et ne présente rien de particulier à signaler.

Traitement.

Nous sommes maintenant en possession de tous les éléments qui entrent dans le problème que nous nous sommes posés : quelle doit être la conduite du chirurgien en présence d'un cas de contusion rénale ? Nous allons essayer d'en exposer la solution ; et pour ce faire nous examinerons quelles sont les principales indications à remplir dans la période hémorrhagique de l'affection, et les moyens thérapeutiques de les satisfaire.

En présence d'une déchirure du rein au début, les deux indications principales qui priment toutes les autres, sont les suivantes. Il faut :

1° Arrêter l'hémorrhagie ;

2° Obtenir la libre issue des caillots vésicaux, et prévenir leur décomposition putride.

Le repos absolu au lit, les applications locales de glace, la compression avec de l'ouate et un bandage de flanelle, l'administration des styptiques, des astringents, de l'ergotine, la diète lactée, s'adressent à la première indication. Quant à la seconde, elle est remplie par l'administration de l'acide borique, de l'iodoforme et du salol à l'intérieur ; par un cathétérisme antiseptique, aussi répété que c'est nécessaire et suivi d'injection boriquée, à moins que l'abondance des caillots n'obture constamment la sonde, auquel cas il vaut mieux suivre la pratique de Simon, et s'en abstenir, pour ne pas amener une distension de la vessie.

Mais, lorsque malgré le repos, la compression et l'ergotine, l'hémorrhagie persiste, doit-on intervenir ? Simon le premier a proposé la néphrectomie : « *Les hémorrhagies, dit-il, qui partent du hile du rein et des vaisseaux qui sont intéressés à ce niveau, peuvent menacer l'existence et, pour les faire cesser, le seul moyen est de pratiquer l'extirpation, la décortication du rein blessé.*» Après lui, Le Dentu écrit : « *L'hémorrhagie est particulièrement à redouter quand on a affaire à une lésion traumatique du rein, surtout quand l'épanchement sanguin offre les caractères d'une sorte d'anévrysme diffus primitif ou consécutif.... Le seul moyen de sauver la situation est d'aller droit au pédicule et de le saisir avec une forte pince à ovariotomie....*»

Ces cas sont-ils fréquents ? Combien de fois l'hémorrhagie a-t-elle été la cause de la mort ? 17 fois sur 90 cas, dont 12 fois par hémorrhagie primitive et 5 fois par hémorrhagie secondaire. Or, dans le premier groupe la mort a été si rapide, qu'on n'aurait pu intervenir que deux fois : d'abord pour un enfant qui vécut 60 heures, mais chez lequel il n'y eut qu'une seule hématurie intense, car il existait un épanchement énorme dans le péritoine et autour du rein, dont rien ne pouvait indiquer l'abondance ; le second cas, est celui d'un adulte qui mourut le 8e jour, ayant une anémie considérable et une tumeur périrénale de volume toujours croissant, mais qui présenta des signes de péritonite, au moment où Simon songeait à une intervention. Les hémorrhagies primitives sont donc trop immédiatement graves pour que l'on puisse en général intervenir, d'autant plus qu'à ce moment le diagnostic est parfois incertain et qu'il est presque impossible de juger l'abondance même de l'épanchement sanguin ; ce n'est que dans des cas analogues à celui de Simon, c'est-à-dire, en présence d'une anémie considérable, d'hématuries qui vont en augmentant ou d'une tumeur périrénale, dont le volume croît sans cesse, que l'on sera autorisé à prendre le bistouri.

Dans les hémorrhagies secondaires, il semblerait, au

premier abord, que les indications de l'intervention fussent plus fréquentes : ces hémorrhagies, en effet, présentent souvent un caractère de gravité particulière, les malades perdant, comme on le voit dans quelques observations, 400 à 500 grammes de sang en quelques minutes ; malgré cela, sur 22 cas de ce genre nous ne trouvons que 5 morts par hémorrhagie, et sur ces 5, deux seulement auraient pu être opérés : les trois autres, en effet, furent emportés par une hémorrhagie foudroyante, que rien ne pouvait faire prévoir. Les deux malades opérables avaient eu pendant vingt jours une hématurie continue et abondante. Nous croyons donc, que ce n'est pas seulement la répétition de l'hémorrhagie qui est grave, puisque sur 7 malades qui en ont eu à trois reprises différentes, 3 ont guéri, 1 seul est mort d'hémorrhagie et son rein ne présentait encore qu'une déchirure incomplète (interne). Ce n'est pas seulement non plus la quantité de sang qui s'écoule au début, mais c'est la continuité, la persistance de l'abondance de l'hématurie ou l'augmentation toujours croissante de la tumeur, qui doivent forcer la main du chirurgien. Dans les cas, en effet, qui se sont terminés par la guérison, l'hématurie a pu être abondante au moment où s'est produite l'hémorrhagie, mais elle s'est vite arrêtée sous l'influence du traitement. Ainsi donc, lorsque le malade est déjà affaibli, lorsque l'on voit l'hématurie persister longtemps et rester toujours abondante, ou lorsque le volume de la tumeur va croissant sans cesse, nous croyons que l'on sera autorisé à intervenir.

Il y a cependant des contre-indications autres que celles que nous venons de tirer de l'hémorrhagie. Il est évident, en effet, que s'il existe des ruptures du foie ou de la rate, ou d'autres lésions graves produites par le traumatisme, que si le rein non contus est supposé malade, que s'il s'est déjà développé des complications graves, il faudra remettre toute intervention.

Faut-il intervenir chez les enfants ? Chez eux la déchirure du péritoine est de règle et ils meurent presque tous quelques heures après l'accident, par le fait de l'hémorrhagie ; sur 15 observations de contusion rénale chez l'enfant, nous trouvons 3 guérisons et 9 morts par hémorrhagie, dont 7 de 1 à 11 heures après le traumatisme, le huitième après 36 heures et le neuvième après 60 heures. Deux seulement ont présenté des hémorrhagies secondaires, mais l'un a guéri et l'autre est mort d'une pyélo-néphrite secondaire (cas de Rowdon). L'intervention, chez eux, sera donc rarement indiquée, et, si elle était décidée, il nous semble qu'il faudrait pratiquer une néphrectomie transpéritonéale pour pouvoir faire la toilette du péritoine et suturer sa déchirure, afin d'isoler la cavité séreuse du foyer traumatique.

Chez l'adulte, au contraire, nous préférerions la voie lombaire et nous imiterions la conduite que propose Le Dentu : « *Le seul moyen de sauver la situation est d'aller droit au pédicule et de le saisir avec une forte pince à ovariotomie. Puis une fois le foyer débarrassé des débris du rein et des caillots, il faut tâcher de jeter une ou plusieurs ligatures autour de l'uretère et des vaisseaux. Si on ne peut y réussir, on laisse la pince en place jusqu'à sa chûte spontanée.* »

La seconde indication, avons-nous dit, est de favoriser l'issue des caillots vésicaux et d'empêcher leur décomposition putride dans la vessie. Le cathétérisme suffit, en général, pour remplir la première partie de cette indication ; si toutefois, par le fait d'une hémorrhagie considérable, la vessie se trouvait distendue par les caillots sanguins, si la sonde devenait un moyen d'évacuation absolument impuissant, et si cet état avait une tendance à persister, grâce à la continuité de l'hématurie, dans ces cas, exceptionnels il est vrai, ne serait-on pas autorisé à pratiquer une boutonnière périnéale ou hypogastrique ? Il peut encore arriver que, sous l'influence d'un cathétérisme insuffisamment antiseptique, il se développe des accidents de cystite aiguë avec fermentation ammoniacale des urines qui deviennent purulentes, et que l'on assiste alors au développement des phénomènes de septicémie d'origine vésicale. C'est dans ces conditions que se trouvait le malade auquel Rowdon fit d'abord une néphrectomie pour empêcher le sang d'arriver dans la vessie, puis une cystotomie latérale pour arrêter la cystite qui persistait; ces deux opérations, du reste, n'empêchèrent pas le malade de succomber.

Doit-on imiter la conduite de Rowdon? Lorsque la cystite s'est développée, lorsqu'elle ne cède à aucun agent thérapeutique, nous croyons qu'il y a intérêt à pratiquer la taille hypogastrique. C'est la seule façon d'obtenir une désinfection complète de la vessie, d'arrêter l'altération putride des caillots et d'empêcher la néphrite secondaire de se produire, s'il est encore temps. Mais là où notre conduite différerait de la pratique de Rowdon, c'est dans l'extirpation préventive du rein. Comme le fait judicieusement remarquer Lucas-Clément, *il ne faut pas faire la néphrectomie pour la vessie, mais pour le rein lui-même.* Ce n'est donc que dans les cas rares où coexisteraient une hémorrhagie abondante et une septicémie vésicale, que l'on pourrait faire précéder la cystotomie d'une néphrectomie. Quant à la conduite qu'indique Reeves, nous ne la signalerons qu'à cause de sa hardiesse même; ce chirurgien propose trois opérations, très sérieuses, pour une même lésion : d'abord une incision lombaire pour extraire les caillots et les débris du rein; puis une néphrectomie transpéritonéale pour lier les vaisseaux et nettoyer la cavité abdominale et le bassin; enfin, comme complément nécessaire, une uréthrotomie externe ou une cystotomie latérale pour débarrasser la vessie des caillots qu'elle contient; il est inutile d'ajouter que jamais on n'a entrepris une opération de ce genre.

En ce qui concerne l'intervention dans les accidents

suppuratifs secondaires, on en connaît les indications et le mode opératoire. Nous ne ferons donc que rappeler les résultats que Tuffier donne dans son mémoire ; il a rassemblé 19 interventions avec 10 morts et 9 guérisons. Ces interventions comprennent :

7 incisions d'abcès périnéphrétiques. . .	3 guérisons	4 morts
8 néphrotomies pour suppurations rénales	5 —	3 —
1 néphrectomie lombaire totale pour suppuration.		1 mort
3 ponctions pour collections purulentes dont le siège est indéterminé.	2 guérisons	1 morts

Observation personnelle.

Hospice de Bicêtre. — Service du Dr Reclus, suppléé par M. le Dr Gérard Marchant.

Le nommé Chassang, âgé de 31 ans, garçon nourrisseur, entre le 27 juin 1887. — Salle Nélaton, lit n° 2.

Antécédents personnels.— Nulle maladie antérieure grave. Aucun symptôme d'une affection rénale préexistante.

Le 27 *juin*, à 11 heures du matin, ce malade conduisant une voiture pesamment chargée, se laisse tomber de son siège d'une hauteur de 2 mètres environ; il tombe sur le côté gauche, au-devant de la roue ; son corps se trouve ainsi fortement serré entre cette dernière et le sol, mais, grâce à l'arrêt immédiat du cheval, le fourgon ne passe pas complètement sur lui. Il éprouve de suite une très vive douleur dans tout le côté gauche, mais il ne présente aucun phénomène syncopal ; il ne peut se relever ; il est placé sur un brancard, et porté ainsi chez lui, et de là à Bicêtre où il n'arrive qu'à sept heures du soir. Pendant tout ce long trajet il n'a eu aucune défaillance, aucune perte de connaissance, mais il a ressenti de fortes douleurs principalement dans les lombes, douleurs spontanées et provoquées par le moindre mouvement.

Le 28. — *Etat actuel.* — Le malade est dans le décubitus dorsal, abattu et indifférent ; il raconte difficilement son accident et se plaint de douleurs dans tout le côté gauche.

La température est de 38°,4; le pouls est rapide, mais plein et fort ; les mouvements respiratoires sont précipités et superficiels.

Il n'existe aucun traumatisme du côté des membres, de la colonne vertébrale ou de la tête.

L'examen du thorax est aussi à peu près négatif; en effet, tout le côté gauche est également endolori ; la palpation méthodique pratiquée en suivant les côtes, le rapprochement des extrémités costales, produit par la pression combinée du sternum et de la colonne vertébrale, ne provoquent aucune douleur localisée ; on ne perçoit aucune crépitation, le malade ne pouvant ni tousser, ni faire des inspirations profondes. Cependant, comme les mouvements respiratoires s'accompagnent d'assez vives douleurs, comme les douleurs s'accentuent encore lorsqu'on déplace le malade et sont toujours rapportées par lui au même côté, on pose le diagnostic de forte contusion du thorax, tout en faisant des réserves sur la possibilité d'une fracture de côtes.

Quant aux viscères thoraciques, ils ne présentent rien d'anormal, ce qui est important à signaler, car deux jours après on observait les signes d'une pleurésie gauche. Les battements cardiaques sont accélérés, mais il n'y a point de souffle ; la respiration s'entend également bien des deux côtés et il n'existe ni matité, ni frottements, ni râles d'aucune espèce.

On trouve encore sur le thorax, au niveau de sa face postérieure, à peu près sur la ligne médiane et un peu obliques en haut et à droite, deux raies ecchymotiques assez larges, parallèles et indiquant le passage probable de la roue ; ces ecchymoses s'arrêtent, à peu près, à la partie inférieure du thorax et n'empiètent point sur la région lombaire.

L'abdomen est dur et ballonné et il existe même un tympanisme stomacal très étendu, en rapport avec une dilatation de cet organe ; la percussion et la palpation superficielles ne s'accompagnent que de quelques légères douleurs ; mais il n'en est point de même de la palpation profonde au niveau du flanc et de la fosse iliaque gauches. C'est là, en effet, que le malade éprouve de vives douleurs spontanées, et provoquées par la pression ou les moindres mouvements du tronc, ce qui le fait maintenir, absolument immobile, dans son lit. Cette localisation spéciale du maximum de la douleur attire de suite l'attention du côté des reins. En arrière, au niveau des lombes, il n'existe point de tuméfaction, et la dépression costo-iliaque est également accentuée des deux côtés ; la palpation et la percussion sont rendues impossibles par les douleurs qu'elles déterminent du côté gauche. Il en est de même en avant, où, dès que l'on essaie d'enfoncer la main pour rechercher l'existence d'une tumeur rénale, on est arrêté par la réaction douloureuse que l'on provoque immédiatement. Les phénomènes douloureux ne s'irradient point du côté du cordon ni des bourses, et le testicule n'est point rétracté.

L'examen des urines vient confirmer le diagnostic. L'interrogatoire apprend, en effet, que le malade n'a point eu de miction depuis le moment de l'accident, c'est-à-dire depuis 24 heures; malgré cela il n'éprouve aucun besoin d'uriner et sa vessie dépasse à peine le pubis. On le sonde et on retire 750 grammes d'urine claire quoique un peu rougeâtre au début, puis l'urine devient plus trouble et les derniers centimètres cubes contiennent manifestement du sang coagulé, d'un rouge sale, mais sans caillots volumineux. Par le repos, au fond du bocal, on voit un gros travers de doigt d'un dépôt constitué par cette espèce de bouillie hémorrhagique.

L'examen chimique y démontre la présence d'une quantité considérable d'albumine et l'absence de sucre. Quant à l'urée, elle est de 11 gr. 25 par litre, mais il faut remarquer que cette analyse a été faite avec une vieille solution d'hypobromite, sujette par cela même à caution, ce qui expliquerait, en partie du moins, l'écart brusque et considérable observé à deux jours de distance; le surlendemain, en effet, il y a eu 27 gr. 75 d'urée par litre.

Au microscope, on trouve des globules rouges abondants, mais altérés et crénelés, quelques globules blancs et du mucus.

Tout cet ensemble symptomatique permettait donc de poser le diagnostic : 1° de contusion du rein, avec déchirures possibles; le maximum des phénomènes douloureux, par sa localisation à gauche, pouvait seul laisser supposer qu'il s'agissait d'une contusion du rein gauche; 2° de contusion du thorax du même côté, tout en faisant de grandes réserves pour la fracture de côtes.

Traitement. — Repos absolu; lait glacé; ext. thébaïque : 0,10 centigr. en pilules de 0,01 centgr., une toutes les heures.

Le 29.—Le malade est un peu moins abattu, ses réponses sont plus nettes, et il peut se mettre spontanément dans le décubitus latéral.

La température reste élevée : 39° hier soir, 39°,3 ce matin ; le pouls est toujours accéléré et les mouvements respiratoires précipités. Anorexie, soif très vive, pas de vomissements.

Point de troubles nerveux pouvant faire redouter l'urémie.

Les douleurs sont toujours aussi vives et empêchent l'exploration complète du rein.

Un cathétérisme hier soir; depuis, le malade a eu deux mictions spontanées. Les urines sont plus abondantes (1,100 gr.), elles contiennent toujours de l'albumine et, par le repos, on voit se déposer du sang avec les mêmes caractères que la veille.

Il faut enfin signaler des sueurs généralisées et profuses qui ont apparu la nuit dernière, qui sont assez abondantes pour nécessiter un changement de linge, plusieurs fois dans les 24 heures, et qui ont duré jusqu'à la mort du malade.

A la contre-visite, le malade se plaint d'un point de côté à gauche ; sa température est plus élevée (40°), mais il n'a pas de frisson. L'examen du thorax permet de constater qu'il existe de la matité au niveau du tiers inférieur du poumon gauche, un léger souffle pleurétique avec quelques frottements au-dessus.

Le 30. — L'état général est peu modifié; la soif est toujours vive, le ventre ballonné, la constipation opiniâtre, la température élevée : 39°,2.

Le point de côté a diminué, mais la gêne respiratoire est toujours accentuée. L'épanchement pleurétique a augmenté ; la matité remonte, en effet, jusqu'à deux doigts au-dessous de l'épine de l'omoplate, la sonorité persiste en avant ; les vibrations sont abolies; enfin, on constate un souffle doux et filé, de l'égophonie, de la pectoriloquie aphone.

Il s'est donc développé une pleurésie gauche le surlendemain de l'accident, dont la pathogénie reste obscure, mais que l'on peut attribuer, peut-être, à une inflammation pleurale développée par propagation.

Le malade n'a plus de rétention ; il a uriné 1,300 gr. de liquide où l'on trouve encore de l'albumine; mais il n'y a plus de dépôt dans le bocal et le nombre des globules rouges a diminué. Un nouveau dosage de l'urée donne 27 gr. 25 par litre, ce qui infirme beaucoup le résultat du premier examen.

Devant la persistance des phénomènes généraux, le développement de la pleurésie qui indiquait nettement que la lésion portait sur le rein gauche, on se pose la question d'une intervention sanglante.

A la contre-visite, vu l'exagération des phénomènes douloureux et la persistance d'une température élevée, on prescrit 2 gr. de chloral et 50 centigr. de quinine.

Le 1er *Juillet*. — La température reste à 39°,3, la soif est toujours très vive (le malade a bu 4 litres 1/2 de liquide). La dyspnée est plus accentuée (52 respirations par minute), cependant l'épanchement n'a pas augmenté : la sonorité persiste en avant et la pointe du cœur n'est point déviée.

Les battements du cœur sont toujours accélérés (110 par minute), mais le choc de la pointe est plus faible et les bruits plus sourds, plus voilés ce qui permet de supposer l'existence d'une péricardite au début.

Il existe aussi ce matin des troubles nerveux, que le malade n'avait point présenté jusque là ; il a, en effet, un peu de délire tranquille, un délire de paroles.

L'intensité de la dyspnée, peu en rapport avec l'abondance de l'épanchement, l'apparition du délire, pouvaient faire redouter une attaque d'urémie, cependant les urines étaient toujours abondantes (1,650 gr.) ; elles ne contenaient presque plus de globules rouges.

Ordonné : Six ventouses scarifiées au niveau des reins. 1 gr. de sulfate de quinine en 4 fois. 4 gr. de chloral. 30 gr. d'eau-de-vie allemande.

Le soir l'oppression est moindre, le délire à disparu, la température est de 39°,6, la pleurésie stationnaire.

Le 2 *Juillet*. — Le délire a reparu la nuit et s'est très accentué ; le malade ne reconnaît plus personne, il a essayé plusieurs fois de sortir de son lit, il présente de la carphologie et du délire professionnel.

La dyspnée n'est pas plus accentuée, l'épanchement n'augmente pas. La température reste à 39°,6.

Les urines sont bien moins abondantes (850 gr.), mais le malade a uriné plusieurs fois sous lui. Au microscope, on y trouve encore quelques rares globules rouges altérés, du mucus et des cylindres granuleux qui n'existaient pas jusque-là.

Le soir le délire s'accentue, la température s'élève à 40°,4, et le malade meurt à 11 heures du soir, sans avoir présenté d'autres symptômes imputables à l'urémie, que sa dyspnée et son délire.

AUTOPSIE. — Après avoir ouvert l'abdomen et décollé les parties molles de la paroi thoracique, on ponctionne la plèvre pour mesurer l'épanchement : il sort environ 600 gr. de liquide franchement hémorrhagique. On enlève le plastron sternal et l'on constate que :

Le poumon du côté droit présente seulement de la congestion, et que la plèvre droite est intacte.

A gauche : il existe des adhérences très nombreuses, mais molles et récentes, entre les deux feuillets pleuraux : elles sont surtout abondantes à l'union du 1/3 moyen et du 1/3 supérieur et au niveau des fractures de côtes.

Il y a, en effet, fracture des 7e, 8e et 9e côtes vers leur partie moyenne : les fragments osseux n'ont aucune tendance à faire saillie du côté du poumon : la plèvre ne présente aucune perforation, et les muscles intercostaux internes eux-mêmes sont intacts. Sous la plèvre, existe des ecchymoses dans les espaces intercostaux.

On trouve aussi des adhérences assez nombreuses au niveau

de la plèvre diaphragmatique ; là aussi, on constate des épanchements de sang sous la plèvre et dans l'épaisseur même du muscle.

Quant au poumon, il ne porte aucune trace de rupture, de foyer hémorrhagique : il est seulement congestionné.

Le péricarde est volumineux ; l'incision laisse écouler environ 100 gr. de liquide encore hémorrhagique ; sur les 2 feuillets séreux, il existe aussi des fausses membranes molles, récentes, et colorées en rouge par le sang, comme celles qui se trouvent dans la plèvre.

Le cœur est mou, flasque, un peu décoloré ; il n'y a point de lésion d'orifices.

Les viscères abdominaux sont sains pour la plupart ; il n'y a pas trace de péritonite, et le foie, la rate, l'intestin sont normaux. Dans la région rénale gauche, on voit pas transparence sous le péritoine, un vaste épanchement sanguin, facilement reconnaissable à sa teinte noirâtre. Cette infiltration sanguine considérable, s'étend : en dedans, jusqu'à la colonne vertébrale ; en dehors, jusque près du bord externe du muscle droit antérieur ; en haut, jusqu'aux insertions du diaphragme ; en bas, elle descend dans la fosse iliaque et jusqu'au détroit supérieur ; elle arrive ainsi jusqu'à l'orifice interne du canal inguinal, où elle ne pénètre pas du reste ; elle descend même dans le petit bassin en suivant l'uretère pour former une petite collection au-dessous du cul-de-sac recto-vésical, entre le rectum et la vessie. Toute la région ainsi limitée est donc occupée par du sang infiltré dans le fascia sous-péritonéal.

On enlève l'appareil urinaire tout entier, et l'on peut ainsi se rendre compte des diverses lésions qu'il présente.

Le rein gauche est entouré par une espèce de coque épaisse et mollasse due à l'épanchement et à l'infiltration du sang dans l'atmosphère cellulo-adipeuse périrénale, mais on n'y observe point trace d'infiltration urineuse, ni de suppuration. Cette coque se continue directement en haut avec la capsule surrénale ; elle se prolonge assez bas, par sa partie inférieure, en suivant l'uretère. Elle présente plusieurs cavités, plusieurs loges communiquant entre elles et avec le hile du rein ; ces loges contiennent des caillots et ont été produites par l'épanchement sanguin, qui a ainsi disséqué et séparé les divers feuillets du fascia sous-péritonéal ; l'une de ces cavités accompagne l'uretère jusqu'à sa partie moyenne. Sa face interne, présente des adhérences nombreuses avec la capsule du rein ; solides au niveau des bords latéraux de l'organe, ces adhérences sont, au contraire, molles et friables sur ses deux faces.

La surface du rein, étant ainsi mise à nu par la section de

cette coque, on y constate l'existence de déchirures multiples, toutes transversales. Au niveau de sa face antérieure, il en existe deux : l'une siège à l'union du 1/3 supérieur avec les 2/3 inférieurs, elle occupe la partie médiane de cette face ; elle est superficielle, n'intéresse que la capsule (qui a ainsi éclaté sous la pression du traumatisme), et qu'une très minime partie du parenchyme. La seconde, siège au niveau du bord inférieur du hile ; elle intéresse tout le tissu rénal, s'étendant en largeur jusqu'au 1/3 externe de l'organe et en profondeur jusqu'au bassinet. Cette seconde déchirure correspond à une troisième, que l'on voit sur la face postérieure du rein. Celle-ci est encore plus profonde et intéresse même le bassinet qui est ouvert à ce niveau ; elle comprend, presque toute la largeur de l'organe et le divise ainsi en deux segments, l'un supérieur, l'autre inférieur, unis l'un à l'autre par un pont assez large de parenchyme au niveau du bord externe du rein. Les bords de cette solution de continuité sont irréguliers et présentent de nombreuses petites déchirures. Au niveau du hile, l'épanchement sanguin qui s'y est produit rend difficile la dissection des organes qui y pénètrent. L'artère rénale est dure, rigide : elle est le siège d'une thrombose qui s'étend de l'aorte jusqu'à ses branches de subdivision.

La veine rénale présente aussi un thrombus assez volumineux, mais celui-ci, n'occupe que le point où elle se divise avant son entrée dans le rein. Le bassinet est difficile à apercevoir au milieu de ce tissu graisseux infiltré de sang, on voit cependant qu'il est intéressé dans la déchirure postérieure du rein, car on aperçoit nettement l'orifice d'un calice. Quant à l'uretère, il est accompagné jusqu'à la vessie par une infiltration sanguine très nette : il ne présente aucune rupture et est perméable dans toute son étendue. L'incision de ces parois montre que, dans tout son tiers supérieur environ, il existe du sang extravasé sous la muqueuse et même dans sa couche musculaire.

Quant au rein droit il présente seulement de la congestion.

La vessie est saine, sauf quelques légères ecchymoses, quelques fines arborisations sanguines, disséminées au niveau du trigone. L'urine qu'elle contient est claire, et ne présente aucun dépôt hémorrhagique.

PARIS. — IMP. V. GOUPY ET JOURDAN, RUE DE RENNES, 71

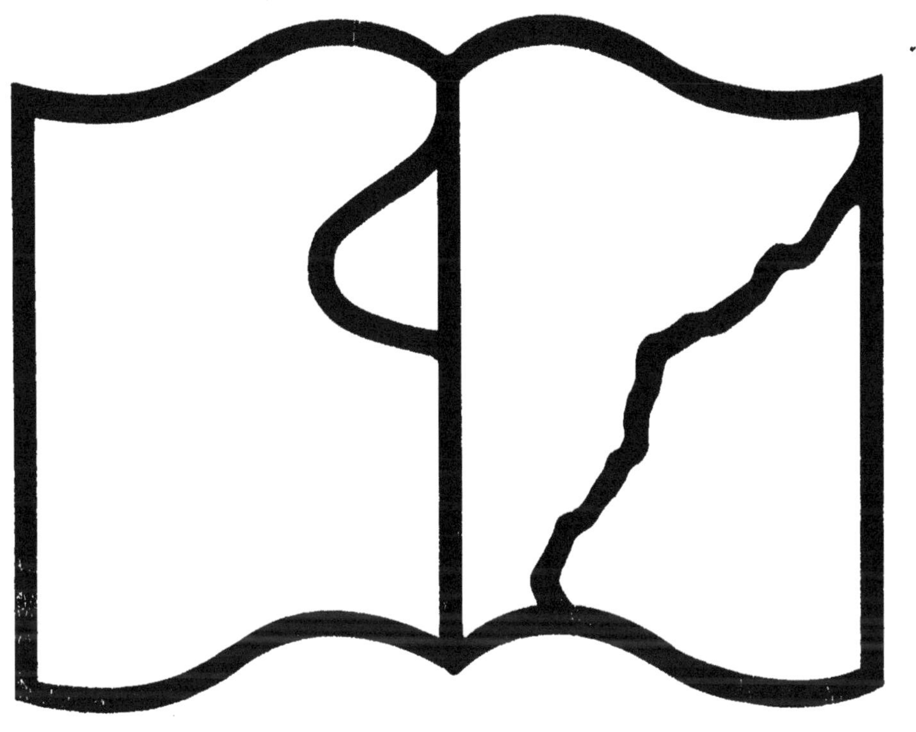

Texte détérioré — reliure défectueuse

NF Z 43-120-11

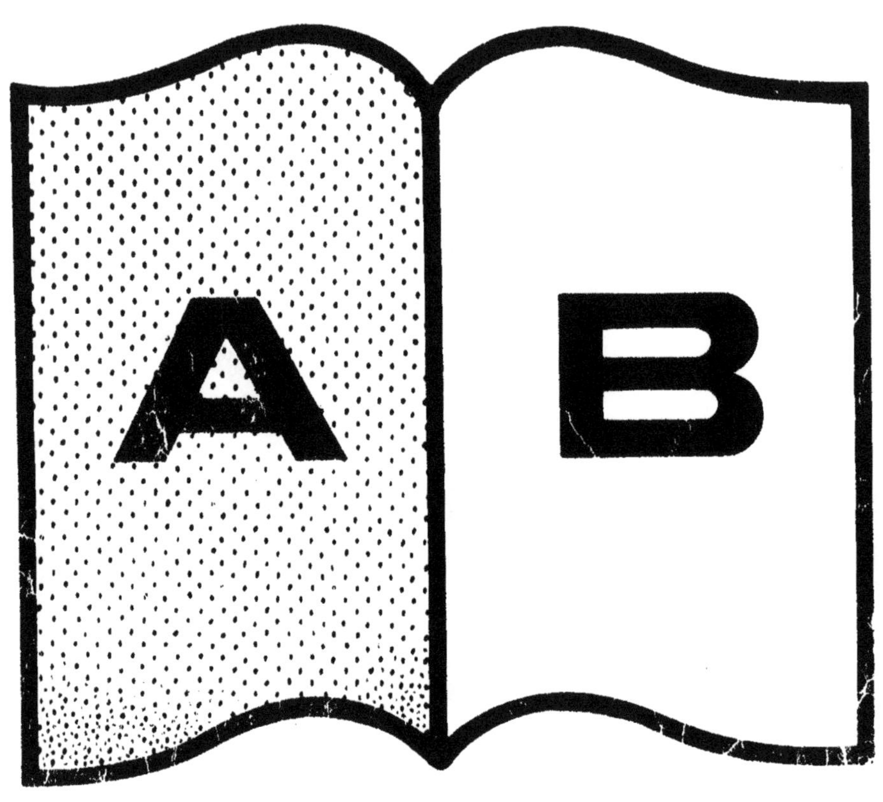
A
B

www.ingramcontent.com/pod-product-compliance
Ingram Content Group UK Ltd.
Pitfield, Milton Keynes, MK11 3LW, UK
UKHW012105240726
13965UKWH00004B/1561

9 782011 944191